道教典籍選刊

養性延命録校注

〔梁〕陶弘景 集
王家葵 校注

中華書局

圖書在版編目(CIP)數據

養性延命録校注/(梁)陶弘景集;王家葵校注. —北京:中華書局,2014.9(2023.4 重印)
(道教典籍選刊)
ISBN 978-7-101-10361-8

Ⅰ.養… Ⅱ.①陶…②王… Ⅲ.①養生(中醫)-中國-南朝時代②《養性延命録》-注釋 Ⅳ.R212

中國版本圖書館 CIP 數據核字(2014)第 182375 號

責任編輯:朱立峰
責任印製:陳麗娜

道教典籍選刊
養性延命録校注
〔梁〕陶弘景 集
王家葵 校注
*
中華書局出版發行
(北京市豐臺區太平橋西里 38 號 100073)
http://www.zhbc.com.cn
E-mail:zhbc@zhbc.com.cn
三河市博文印刷有限公司印刷
*
850×1168 毫米 1/32 · 9⅞印張 · 2 插頁 · 210 千字
2014 年 9 月第 1 版 2023 年 4 月第 7 次印刷
印數:10901-11900 册 定價:39.00 元

ISBN 978-7-101-10361-8

道教典籍選刊緣起

道教是我國土生土長的宗教，歷史悠久，可以溯源到戰國時期的方術，甚至更古的巫術，而正式形成於東漢時期。它是我國傳統文化的重要組成部分，對我國人民的思維方式、生活方式，對古代科學、技術的發展，都產生過重大影響，並波及社會政治、經濟等各方面。

道教典籍極爲豐富，就道藏而言，多達五千餘卷，是有待進一步發掘、清理和利用的文化遺産之一。爲便於國内外學術界對道教及其影響的研究，便於廣大讀者瞭解道教的概貌，我們初步擬訂了道教典籍選刊的整理出版計劃。其中既有道教最基本的典籍，也包括各種流派的代表作，有不少書與哲學、思想史關係密切。所有項目，都選用較好的版本作爲底本，進行校勘標點。

由於我們缺乏經驗，工作中難免有失誤之處，亟盼關心此項工作的專家和廣大讀者給以指導與幫助。

中華書局編輯部

一九八八年二月

目録

前言

據養性延命録序，此書以養生要集爲藍本，「略取要法，删棄繁蕪，類聚篇題，分爲上下兩卷，卷有三篇，號爲養性延命録」。

養性延命録不見於唐以前史誌著録，似乎也未曾被徵引，直到北宋初，雲笈七籤卷三十三始載有本書序言及其中四篇，而同時代的崇文總目卷九道書類雖有養生延命録一卷，卻被標注爲「闕」，可見本書在當時流傳尚不廣泛。南宋以降，通志、宋史藝文志等皆有著録，周守中養生類纂大約是引用本書最早者，明代正統道藏洞神部方法類臨字號尚存本書全帙。

自宋代以來，養性延命録的作者便有陶弘景、孫思邈兩説，如通志卷六十七道家三修養類著録「養性延命集二卷，陶弘景撰；又二卷，孫思邈撰」。正統道藏二卷本的養性延命録雖題「華陽陶隱居集」，卻在序言之末有小字説：「或云此書孫思邈所集。」近現代研究者幾乎都將本書的著作權歸諸陶弘景①，

① 有關養性延命録的考證研究，以朱越利刊載於世界宗教研究一九八六年一期的論文養性延命録考最爲詳贍，晚出相關研究資料及各種養性延命録整理本皆從其説。

書中若干細節也基本支持這一説法，故這本養性延命録校注仍題爲「梁陶弘景撰」。但客觀言之，迄今爲止，仍缺乏足夠的證據爲此疑問畫上句號①。

不僅養性延命録的作者存在疑問，養生要集的作者張湛究竟是誰，也有不同意見。根據現有材料，亦很難得出確切結論，只能暫時存疑②。

---

① 關於本書的作者，儘管我在陶弘景叢考中也支持陶弘景的著作權，在這册養性延命録校注中，更舉出若干細節證據贊成此説，但仍有一些關鍵問題讓我疑惑。一般而言，前代名人的著作很少被後人冒名，相反，後代著作更容易被署以古人之名。孫思邈或許在近代以後，「名氣」漸漸有壓過陶弘景的傾向，而清代以前，無論是作爲隱逸、道士、神仙，還是作爲文化、政治人物，乃至作爲醫藥專家，陶弘景的「聲望」都高居孫思邈之上，如果此書成於陶弘景之手，實在想不出託名孫思邈的理由。不特如此，陶弘景留下的道教著作，如真誥、登真隱訣、上清握中訣、太清經等，都有明顯的上清派烙印，而本書服氣、導引、房中諸篇，幾乎看不到上清派的影子，這不太符合陶弘景的著作特徵。因爲本書引用文獻皆止於陶弘景之前，故我也不以爲本書是孫思邈的著作。或許存在這樣的可能，養性延命録是六朝某一位無名氏的作品，傳抄中或署陶弘景，或託孫思邈，各自流傳，直到宋人著録，同時見到這兩種版本，遂取年代較早的陶弘景爲作者，而附帶提到别本署有孫思邈之名。

② 隋書經籍志醫方類著録養生要集十卷，張湛撰。此書唐代尚存，並流傳日本，丹波康賴撰醫心方引用本書將近萬言。漢、魏以來，見於文獻的張湛有三，一爲東漢的張湛，一爲東晉的張湛，一爲北魏的張湛。因爲養生要集引用材料的年代訖止於魏、晉，故後漢的張湛可以排除在外。論者在另兩位張湛中尋找養生要集的作者，主要觀點有三：東晉張湛作，這是楊伯峻在列子集釋中的意見；北魏張湛作，見丁國鈞補晉書藝文志；東晉張湛是養生要集四位作者之一，而北魏張湛則是養生要集的編輯者，這是朱越利的意見。我傾向於接受東晉張湛爲本書作者的觀點，似不必再枝蔓到北魏的張湛。

另一部懸疑待決的著作是太清道林攝生論。養性延命録序言提到，「前彦張湛、道林之徒，翟平、黄山之輩，咸是好事英奇，志在寶育，或鳩集仙經、真人壽考之規，或得採彭鏗、老君長齡之術，上自農、黄以來，下及魏、晉之際，但有益於養生，及招損於後患，諸本先皆記録」。據湯用彤的意見，「道藏群帙有太清道林攝生論，道林當即養性延命録序中所言之道林也」①。朱越利進一步揭示此書與千金要方卷二十七養性的關係，認爲千金要方所載，「實即道林攝生論的另一殘本，比太清道林攝生論殘闕較少」②。其説有理。今將道藏本太清道林攝生論作爲附録，收入本書，以供讀者研究。

這本養性延命録校注以道藏本養性延命録爲底本，簡稱「道藏本」（或徑稱「底本」），校以雲笈七籤卷三十三，徑稱爲「雲笈七籤」，省略卷帙。

養生要集是養性延命録文獻之上源，見於醫心方和至言總中的佚文仍可以與本書相參③，故用作參校本。至言總有道藏本和雲笈七籤卷三十五節略本，校勘時分别注明。

---

① 湯用彤讀道藏札記之關於養性延命録，見湯用彤學術論文集，中華書局，一九八三年，四〇五頁。

② 見前揭朱越利論文。朱引用道藏析爲九十三卷的孫真人備急千金要方，養性居卷八十一、八十二、八十三。今仍以宋本爲準，養性在千金要方卷二十七。

③ 至言總五卷，見正統道藏太玄部，題「會稽禹穴道士范翛然撰」。范翛然生平不詳，因雲笈七籤引用本書，故必成於五代以前。至言總並没有直接提到養生要集的書名，但内容多與醫心方引養生要集以及養性延命録相合，因至言總的文字更接近於前者，故初步判斷至言總所據文獻爲養生要集，而非養性延命録。

千金要方、千金翼方有部分内容與本書有關，因千金方版本複雜，不取爲校本，僅在必要時引用，特殊情況注明所據版本。養生類纂大量引用養性延命録文字，但引文出處標注不統一，或注明出自養性（生）延命録，或稱出自養性延命録所引書，或稱出自雲笈七籤，疑其所據者爲雲笈七籤本，故校勘價值不高，僅必要時提到。至於其他道書及醫書、養生書亦引用本書，或不成系統，或年代較晚，故亦不取爲校本，僅需要時提到。

前人校勘成果，所見者有丁光迪校注本、麥谷邦夫訓注本、甯越峰等注譯本、中華道藏蔣力生點校本、王文宏等評注本，凡有借鑒，皆逐一注明。其中麥谷邦夫訓注本對本書幫助尤大，此書爲鄭金生教授所賜，特致感謝。

養性延命録校注由原文、注釋、校勘記三部分構成。原文大字，原注文仍作小字。注釋文字緊隨原文，標以【注】字。校勘記置於頁末。

本書除附録太清道林攝生論外，還附録一部太清經輯注。太清經的情況非常複雜，道教義樞卷二云：「大道炁之所結，炁清體太，故曰太清，以境曰經也。」今謂此經，從所輔之境得名，何者？此經既明金丹之術，服御之者，遠昇太清，故言泰清也。」此當指漢代以來以「太清」爲名的金丹類文獻，如抱朴子内篇金丹中提到的太清經、太清丹經之類①，這也是太清系列經典的主流。而據唐、宋文獻記載，陶

① 抱朴子内篇遐覽鄭隱藏書中亦有太清經。

弘景也曾撰著或編輯過一部太清經。如唐釋道世法苑珠林卷五十五破邪篇第六十二說：「梁時陶弘景造太清經及衆醮儀十卷。」①此言撰著。宋代白玉蟾玉隆集卷三十六諸仙傳胡天師條說：「至陶洪景校茅山華陽洞太清經七十卷，天師亦與焉，背縫盡朱書其姓名，覽者皆見之。」此言編輯。釋道世將陶弘景造太清經與王褒造洞玄經、張陵造靈寶經、葛玄造上清經等並列，顯然把這部太清經視爲大經；而尚書故實云：「陶貞白所著太清經一名劍經，凡學道術者，皆須有好劍、鏡隨身。」則又將太清經局限爲劍經。陶弘景太清經的情況究竟如何，頗不易知。道經及外書徵引太清經條文甚夥，内容龐雜，亦難於甄別。日本醫心方引用太（大）清經佚文萬餘言，包括合藥禁忌、服食處方、服氣導引、房中術等，涉及範圍與養性延命録大致相當，内容則基本没有重合。同樣没有確切證據能夠證明，這一定是陶弘景的太清經，整理出來，供研究者參考②。

王家葵

二〇一二年十一月十八日於成都

二〇一三年二月二十六日修訂

① 此句亦見全唐文卷九百十二所載道世辨道經真僞表。

② 這篇太清經輯注，準確説應該名爲「醫心方徵引太清經佚文輯注」。另據日本國見在書目，有大清經十二卷，謂「玄超」撰，此書之前爲「黄帝八十一難經九卷，楊玄操撰」、「八十一難音義一卷，同撰」，疑此大清經之玄超，仍是指楊玄操。存此待考。

參考文獻

白虎通疏證，清陳立撰，吴則虞點校，中華書局，一九九四年。
抱朴子内篇校釋（增訂本），王明校釋，中華書局，一九八六年。
備急千金要方，唐孫思邈著，據江户醫學影北宋刊本影印，人民衛生出版社，一九五五年。
本草經集注（輯校本），梁陶弘景編，尚志鈞、尚元勝輯校，人民衛生出版社，一九九四年。
博物志校正，西晉張華著，范寧校正，中華書局，一九八〇年。
昌言校注，漢仲長統撰，孫啓治校注，中華書局，二〇一二年。
重修政和經史證類備用本草，宋唐慎微撰，據原刻晦明軒本影印，人民衛生出版社，一九五七年。
初學記，唐徐堅等著，中華書局點校本，一九六二年。
登真隱訣輯校，梁陶弘景撰，王家葵輯校，中華書局，二〇一一年。
爾雅義疏，清郝懿行撰，北京市中國書店，一九八二年。
韓非子集解，清王先慎撰，中華書局，一九九八年。
漢書，漢班固撰，唐顔師古注，中華書局點校本，一九六二年。

漢魏六朝百三名家集，明張溥編，廣陵古籍刻印社，一九九〇年。
淮南鴻烈集解，劉文典撰，中華書局，一九八九年。
黄帝内經太素校注，李克光、鄭孝昌主編，人民衛生出版社，二〇〇五年。
經典釋文，唐陸德明撰，上海古籍出版社，一九八五年。
老子道德經河上公章句，王卡點校，中華書局，一九九三年。
老子古今：五種對勘與析評引論，劉笑敢著，中國社會科學出版社，二〇〇六年。
老子指歸，漢嚴遵著，王德有點校，中華書局，一九九四年。
類經，明張介賓編著，人民衛生出版社，一九六五年。
列子集釋，楊伯峻撰，中華書局，一九七九年。
靈樞經校釋，河北醫學院校釋，人民衛生出版社，一九八二年。
論衡，東漢王充著，上海人民出版社，一九七四年。
齊民要術校釋，後魏賈思勰原著，繆啓愉校釋，中國農業出版社，一九九八年。
千金翼方，唐孫思邈著，清翻刻元大德梅溪書院本，人民衛生出版社，一九五五年。
日知録集釋，清顧炎武著，黄汝成集釋，欒保群、吕宗力校點，上海古籍出版社，二〇〇六年。
神農本草經輯注，馬繼興主編，人民衛生出版社，一九九五年。
神仙傳校釋，晉葛洪撰，胡守爲校釋，中華書局，二〇一〇年。

史記，漢司馬遷撰，中華書局點校本，一九八二年。
素問注釋匯粹，程士德主編，人民衛生出版社，一九八二年。
太清導引養生經・養性延命録，丁光迪校注，中國中醫藥出版社，一九九三年。
陶弘景集校注，梁陶弘景著，王京州校注，上海古籍出版社，二〇〇九年。
外臺秘要方，唐王燾撰，高文鑄校注，華夏出版社一九九三年。
緯書集成，日本安居香山、中村璋八輯，河北人民出版社，一九九四年。
王弼集校釋，魏王弼著，樓宇烈校釋，中華書局，一九八〇年。
五行大義，隋蕭吉撰，錢杭點校，上海書店出版社，二〇〇一年。
悟真篇淺解（外三種），宋張伯端撰，王沐淺解，中華書局，一九九〇年。
養性延命録，梁陶弘景撰，甯越峰注釋，朱德禮校譯，内蒙古科技出版社，二〇〇二年。
養性延命録・攝生消息論，王文宏、崔志光評注，中華書局，二〇一一年。
養性延命録訓注，日本麥谷邦夫編譯，「中國古代養生思想の總合的研究」研究成果報告書（三），昭和六十二年（一九八七）。
醫心方，日本丹波康賴撰，高文鑄等校注研究，華夏出版社，一九九六年。
醫心方，日本丹波康賴撰，據淺倉屋藏版影印，人民衛生出版社，一九五五年。
藝文類聚，唐歐陽詢撰，上海古籍出版社，一九八二年。

飲食須知，元賈銘著，吴慶峰、張金霞整理，山東畫報出版社，二〇〇七年。
莊子集釋，清郭慶藩撰，王孝魚點校，中華書局，一九六一年。
諸病源候論校注，丁光迪主編，人民衛生出版社，一九九一年。

養性延命録序

夫禀氣含靈，唯人爲貴〔一〕。人所貴者，蓋貴爲①生〔二〕。生者神之本，形者神之具。神大用則竭，形大勞則斃〔三〕。若能遊心虚静，息慮無爲〔四〕，服②元氣於子後〔五〕，時導引於閑室，攝養無虧，兼餌良藥，則百年耆壽，是常分也。如恣意以耽聲色，役智而圖富貴，得喪恒切於懷③〔六〕，躁撓未能自遣〔七〕，不拘禮度，飲食無節，如斯之流，寧免夭傷之患也？

【注】

〔一〕夫禀氣含靈，唯人爲貴　唐律疏議卷一名例云：「禀氣含靈，人爲稱首。」意思與本文同。

---

① 爲　雲笈七籤作「於」。

② 服　雲笈七籤作「候」。

③ 恒切於懷　雲笈七籤作「縈於懷抱」。

唐律疏議此句下有注釋云：「天以二氣五行化生萬物，氣以成形，惟人也得其秀而最靈。書太誓曰：惟天地，萬物父母。惟人，萬物之靈。謂禀受天地之氣而含虛靈者，萬物之中，惟人爲先。」按，「秉氣含靈」爲生靈之泛稱，意思略同於佛教之「含識」，六朝以來用者甚多，如王僧孺懺悔禮佛文云：「禀氣含靈，莫聞斯本；宵形賦影，靡測由來。」黄帝内經素問天元紀大論「布氣真靈，總統坤元」句王冰注云：「故有禀氣含靈者，抱真氣以生焉。」

〔二〕人所貴者，蓋貴爲生　千金要方卷二十七養性序第一皇甫隆答魏武云：「臣聞天地之性，唯人爲貴，人之所貴，莫貴於生。」

〔三〕生者神之本，形者神之具，神大用則竭，形大勞則斃　史記太史公自序云：「凡人所生者神也，所託者形也。神大用則竭，形大勞則敝，形神離則死。死者不可復生，離者不可復反，故聖人重之。由是觀之，神者生之本也，形者身之具也。」亦參本書教誡篇第一「太史公司馬談曰」條。

〔四〕若能遊心虛靜，息慮無爲　楚辭遠遊云：「漠虛静以恬愉兮，澹無爲而自得。」亦參本書教誡篇第一引嚴君平老子指歸云：「遊心於虛静，結志於微妙，委慮於無欲，歸計於無爲，故能達生延命，與道爲久。」

〔五〕服元氣於子後　服元氣乃是食元氣之意，楚辭九思云：「食元氣兮長存。」本書教誡篇第一引神農經云：「食元氣者地不能埋。」雜誡忌禳害祈善篇第三云：「是知服元氣、飲醴泉，乃延年之本也。」又據本書服氣療病篇第四引服氣經「從夜半至日中爲生氣」，故言服元氣須待子時以後。雲笈七籤作「候元氣於子後」，亦可通。養生類纂引養生延年録序作「候元氣於子候」，似不妥。

〔六〕得喪恒切於懷　雲笈七籤作「得喪榮於懷抱」，陶弘景集校注謂「榮」疑即「縈」之誤，所見甚是，養生類纂引養生延年録序即作「得喪縈於懷抱」。

〔七〕躁撓未能自遣　後漢書桓譚傳「躁人可定」句李賢注云：「躁猶動也，謂躁撓不定之人也。」

余因止①觀微暇〔一〕，聊復披覽養生要集〔二〕，其集乃前②彦張湛、道林之徒〔三〕，翟平、黄山之輩〔四〕，咸是好事英奇，志在寶育，或鳩集仙經、真人壽考之規，或得採③彭鏗、老君④長齡之術，上自農、黄以來，下及魏、晉之際，但有益於養生，及招損⑤於後患〔五〕，諸本先皆

---

①止　雲笈七籤作「正」。
②前　原作「錢」，據雲笈七籤改。各本皆改作「前」。
③得採　雲笈七籤作「採摭」。
④彭鏗老君　雲笈七籤作「彭祖李聃」。
⑤及招損　雲笈七籤作「乃無損」。

記録。今略取要法，删棄繁蕪，類聚篇題，分爲上下兩卷，卷有三篇①，號爲養性延命②録，擬③補助于有緣，冀憑以濟物耳。或云此書孫思邈所集④。

【注】

〔一〕余因止觀微暇　「止觀」是佛教修習法門，止息妄念，觀想諸法之意。摩訶止觀卷一云：「法性寂然名止，寂而常照名觀。」陶弘景在齊代隱居茅山修道，所崇尚之上清派並無排佛主張。入梁以後，迫於梁武帝壓力，詣鄮縣禮阿育王塔，自誓受戒。上清派存思法門與佛教止觀在技術層面相似，唐代方干乃有「舉目豈知新智慧，存思便是小天台」之詠，故此處以「止觀」指代作者自己日常修煉活動，並無特别之佛道傾向性。雲笈七籤將之修改爲「正觀」，因「正觀」一詞佛道兼用，正可泯滅「止觀」之佛教屬性。

〔二〕聊復披覽養生要集　隋書經籍志子部醫方類著録養生要集十卷，張湛撰，唐書藝文志、新唐書經籍志皆同。然據本篇此句云云，則其書纂輯者除張湛外，似乎還有道林、翟平、黄

① 分爲上下兩卷卷有三篇　雲笈七籤無。
② 命　雲笈七籤作「年」。
③ 擬　雲笈七籤作「庶」。
④ 或云此書孫思邈所集　雲笈七籤無。

山等，詳細討論請參本書前言有關注釋。

〔三〕其集乃前彦張湛、道林之徒　張湛事跡與考證參本書前言有關養生要集注釋。道林亦是養生家，千金要方卷二十七引有道林養性，道藏有太清道林攝生論一卷。

〔四〕翟平、黄山之輩　隋書經籍志子部醫方類著録養生術一卷，翟平撰，應即此人。黄山，論者引神仙傳卷一：「黄山君者，修彭祖之術，年數百歲，猶有少容，亦治地仙，不取飛升。彭祖既去，乃追論其言爲彭祖經。得彭祖經者，便爲木中之松柏也。」謂黄山即是此黄山君，且待斟酌。

〔五〕及招損於後患　此與前句「但有益於養生」駢偶，指不利於養生諸事，本書第三篇雜誡忌禳害祈善篇即屬對「招損於後患」諸事項之告誡。

養性延命録卷上

華陽陶隱居集

教誡篇第一①

神農經曰〔一〕：食穀者智慧聰明〔二〕，食石者肥澤不老〔三〕，謂鍊五石也〔四〕。食芝者延年不死〔五〕，食元氣者地不能埋，天不能殺〔六〕。是故食藥者〔七〕，與天地相畢②〔八〕，日月並

---

① 雲笈七籤無此標題。

② 畢　原作「異」，雲笈七籤作「弊」，皆難通。至言總卷二作「畢」，於意爲長，因據改。麥谷邦夫養性延命録訓注亦改作「畢」。

列〔九〕①。

【注】

〔一〕神農經曰　神農經未必今之神農本草經。博物志、抱朴子内篇皆引神農經，内容不與今本神農本草經同。今之神農本草經乃是陶弘景「苞綜諸經，研括煩省」而成，然其所著本草經集注，皆以神農本經或本經呼神農本草經，未見稱爲神農經者。此段引文亦不見今本神農本草經，明其別是一書，陶弘景亦不將之納入神農本草經内。

〔二〕食穀者智慧聰明　大戴禮記云：「食穀者智惠而巧，食氣者神明而壽，不食者不死而神。」淮南子墬形訓、博物志卷五及本書後文引孔子家語皆作「食穀者智慧而夭」，抱朴子内篇雜應亦云：「食穀者智而不壽。」方術家多以食穀者不壽立言，此亦辟穀之理論依據。

〔三〕食石者肥澤不老　博物志卷五引孔子家語亦云：「食石者肥澤而不老。」太平御覽卷九百八十四引養生略要轉引神農經云：「五石養髓，肌肉肥澤。」

〔四〕謂鍊五石也　此陶弘景注釋，太平御覽卷六百七十一引登真隱訣云：「服五石，鎮五藏不壞。」郭璞遊仙詩有云：「王孫列八珍，安期煉五石。」五石可依抱朴子内篇之説：「五石

① 原書段落較粗略，第一篇凡引文均另起一段，如非必要，不專注明。第二篇以後，多數條目看不出引文起訖，根據文意並斟酌相關文獻劃分段落，理由皆見注釋項，與其他點校本不同處亦予以説明。

者，丹砂、雄黄、白礜、曾青、慈石也。」服石方術起源於秦、漢，爲魏、晉間人服食五石散之濫觴，因之喪生致疾者不少，遂爲後世諱言，四庫全書本雲笈七籤將此句改爲「謂餌五英也」，即五色石英。偶檢神農本草經輯注第七百九十三頁據博物志轉引神農經「五石之煉形」句，作注釋云：「指五色石脂。」此皆屬刻意爲之，以混淆視聽，不足取。

〔五〕食芝者延年不死　博物志卷四引神農經曰：「上藥養命，謂五石之練形，六芝之延年也。」神農本草經有青赤黄白黑紫六芝，並皆云輕身不老，延年神仙。抱朴子内篇仙藥論之甚詳，不具引。

〔六〕食元氣者地不能埋，天不能殺　前引大戴禮記云：「食氣者神明而壽。」淮南子墬形訓亦有此語，注云：「仙人松、喬之屬是也。」此則言「食元氣」，王逸九思「隨真人兮翱翔，食元氣兮長存」，注家以「元氣」爲「天氣」。雲笈七籤卷十九引老子中經有「服食元氣，飲宴醴泉」之説，皆與經義相合。「地不能埋，天不能殺」，乃是套荀子儒效「天不能死，地不能埋」之語，後世道書屢用之，如西山群仙會真記卷三云：「知至道者天不殺，服元氣者地不滅。」

〔七〕是故食藥者　神農經以食穀、食石、食芝、食元氣功效依次遞進，至「藥」爲極則。此「藥」當即抱朴子内篇仙藥引神農四經（太平御覽卷六百六十九作神農經）之「上藥」，所謂：「上藥令人身安命延，昇爲天神，遨遊上下，使役萬靈，體生毛羽，行厨立至。」此種語言邏輯亦見於抱朴子内篇，其雜應先引道書云：「食草者善走而愚，食肉者多力而悍，食穀者智而不壽，食氣者神明不死。」繼又評論云：「此乃行氣者一家之偏説耳，不可便孤用也。若欲服金丹大藥，先不食百許日爲快。若不能者，正爾服之，但得仙小遲耳，無大妨也。」則推崇「金丹大藥」爲至寶。

〔八〕與天地相畢　六朝以來例句甚多，如抱朴子内篇金丹李公丹法，「服之十年，與天地相畢」。仙藥草芝「陰乾服之，則令人與天地相畢」。此尤證明作「異」、「弊」皆訛。

〔九〕至言總卷二亦引此段，「食穀者智慧聰明」之前尚有「食草者壯健多力，食肉者勇悍輕疾」兩句；其末句作：「是故食良藥與天相畢，日月列導，中經地不滅。」

混元道經①曰〔一〕**：谷神不死**〔二〕，河上公曰〔三〕：谷，養也，能養神則②不死。神爲五臟之神〔四〕，肝藏魂，肺藏魄，心藏神，腎藏精，脾藏志〔五〕。五③藏盡傷，則五神去矣④〔六〕。**是謂玄牝**〔七〕。言不死之道在於玄牝。

---

① 混元道經　雲笈七籤作「老君道經」。
② 則　雲笈七籤無。
③ 五　雲笈七籤誤作「三」。
④ 矣　原無，河上公章句有，因據雲笈七籤補。

玄，天也，天於人爲鼻；牝，地也，地於人爲口。天食人以五氣〔八〕，從鼻入，藏於心。五氣清微①，爲精神、聰明、音聲、五性〔九〕。其鬼曰魂，魂者雄也〔一〇〕，出入人鼻，與天通〔一一〕，故鼻爲玄也。地食人以五味，從口入，藏於胃。五味濁滯②，爲形骸、骨肉、血脈、六情。其鬼曰魄，魄者雌也，出入於口，與地通③，故口爲牝也。**玄牝之門，是謂天地根。**根，元④也〔一二〕。言鼻口之門，乃是天地之元氣所從往來也。**綿綿若存，**鼻口呼噏⑤喘息，當綿綿微妙，若可存，復若無有也〔一三〕。**用之不勤**〔一四〕。用氣當寬舒，不當急疾勤勞〔一五〕。

【注】

〔一〕混元道經曰　朱越利云：「道藏臨帙本養性延命録中，出現混元道經、混元德經和混元妙真經等經名。按宋真宗大中祥符七年（一〇一四）加尊號，稱老子爲太上老君混元上德皇帝，老子混元之號昉於此。是知道藏臨帙本養性延命録所據原本，當出於大中祥符七年之後。雲笈七籤本養性延命録中，上述經名無「混元」之號，爲老君道經、老君德經和老君妙真經等。」其説可參。然混元皇帝尊號並不始於宋真宗，唐吴筠宗玄集卷下高士詠首篇

---

① 微　雲笈七籤無。

② 滯　雲笈七籤無，河上公章句作「辱」。

③ 與地通　此後雲笈七籤衍「故口與地通」，河上公章句亦無。

④ 元　原作「原」，河上公章句作「元」，後者似符合河上公之本意，因據雲笈七籤改。

⑤ 噏　雲笈七籤作「吸」。

即贊詠混元皇帝，有云：「玄元九仙主，道冠三氣初。應物方佐命，棲真亦歸居。遺篇訓終古，駕景還太虛。孔父歎猶龍，誰能知所如。」又，雲笈七籤卷六十四王屋真人口授陰丹祕訣靈篇，亦稱混元皇帝道德經云云。據朱越利考證，陰丹祕訣靈篇約成於先天元年至大曆九年（七一二—七七四）之間，此亦證明，至少唐代已經有混元道德經之稱，故本書出現混元道經、混元德經和混元妙真經諸名，未必出於宋人改易。

又，醫心方卷二十七谷神第二亦引本段，標題亦稱老子道經，小字皆用河上公注，但無「河上公曰」數字，文字略有出入。

〔二〕谷神不死　此段皆見於老子第六章，河上公章句本小標題「成象」。

〔三〕河上公曰　此段小字注釋皆出於老子道經河上公章句。

〔四〕神爲五藏之神　此「神」當指具神格之「神祇」，非俗言精神之「神氣」。三洞珠囊卷一救導品引太平經第三十三，提到肝神、心神、肺神、腎神、脾神等；抱朴子内篇遐覽有呼身神治百病經，皆屬於此類「神祇」。

〔五〕肝藏魂、肺藏魄、心藏神、腎藏精、脾藏志　此出於黄帝内經素問宣明五氣篇，文字稍異。尤可注意者，内經順序爲：「心藏神，肺藏魄，肝藏魂，脾藏意，腎藏志。」靈樞九針論亦云：「心藏神，肺藏魄，肝藏魂，脾藏意，腎藏精志。」河上公章句則以肝肺心腎脾爲序，正與白虎通情性東漢五行五方與五藏之對應順序相符：肝者木之精，對應東方；肺者金之精，對應西方；心者火之精，對應南方；腎者水之精，對應北方；脾者土之精，對應中央。此亦可以作爲河上公章句成書年代之佐證。

〔六〕「谷神不死」章，注釋諸家各執一詞，唯河上公章句與老子想爾注以養生解釋之，其所不同者，前者主張行氣，後者則主張房中。

〔七〕是謂玄牝　「牝牡」分别指雌雄，「牝」爲雌、爲女、爲陰，諸家皆無異辭。「玄」則玄遠、玄妙之意。王弼「滌除玄覽」句注謂：「玄，物之極也。」獨河上公章句以「玄」與「牝」爲對立概念：玄爲天、爲雄、爲五氣、爲鼻、爲五性、爲魂；「牝」爲地、爲雌、爲五味、爲口、爲六情、爲魄。其以鼻口對應玄牝，頗爲後世詬病。如悟真篇第四十條云：「玄牝之門世罕知，休將口鼻妄施爲。饒君吐納經千載，争得金烏搦兔兒。」

〔八〕天食人以五氣　黄帝内經素問六節藏象論云：「天食人以五氣，地食人以五味。五氣入鼻，藏於心肺，上使五色修明，音聲能彰。五味入口，藏於腸胃，味有所藏，以養五氣。氣和而生，津液相成，神乃自生。」其「五氣」云何，注釋家意見分歧，其關鍵點乃在於五氣分屬五行，由鼻入體，當分藏五臟，不得藏於心肺（素問），或獨藏於心（河上公）也。後文五味藏於腸胃（素問），或獨藏於胃（河上公），同樣難於圓滿其説。

〔九〕五性　此以五性與後文六情相對，白虎通性情云：「性情者，何謂也？性者陽之施，情者陰之化也。人禀陰陽氣而生，故内懷五性六情。」又云：「五性者何謂？仁、義、禮、智、信也。」又云：「六情者，何謂也？喜、怒、哀、樂、愛、惡謂六情，所以扶成五性。」漢書翼奉傳「五性不相害，六情更興廢」句，晉灼注：「翼氏五性：肝性靜，靜行仁，甲己主之；心性躁，躁行禮，丙辛主之；脾性力，力行信，戊癸主之；肺性堅，堅行義，乙庚主之；腎性智，智行敬，丁壬主之也。」張晏注：「情謂六情，廉貞、寬大、公正、姦邪、陰賊、貪狼也。」

〔一〇〕其鬼曰魂，魂者雄也　此與後文「其鬼曰魄，魄者雌也」相關聯。其中「鬼」字當是精靈之意，非人死之爲鬼。五行大義論配臟腑云：「五藏所主，乃以神、精、志、魂、魄五種，就陰陽論，唯有二別，陽曰魂，陰曰魄。」其後即引證河上公章句本條。

〔一一〕與天通　此言魂與天通，後文魄與地通。淮南子主術訓云：「天氣爲魂，地氣爲魄。」

〔一二〕根元也　除道藏本養性延命録引作「根，原也」外，其他河上公章句本，乃至醫心方引文，雲笈七籤所引養性延命録，皆作「根，元也」。按，廣雅云：「根，始也。」説文云：「元，始也。」故「根」確可訓爲「元」，乃肇端、初始之意。而河上公章句又將此「元」曲解爲「元氣」，遂謂「鼻口之門，乃是天地之元氣所從往來也」。至於道藏本養性延命録作「根，原也」，則是後人所改，日知録卷三十二云：「元者，本也。本官曰元官，本籍曰元籍，本來曰元來。唐、宋人多此語，後人以原字代之。」然此處改「元」爲「原」，頗失河上公本注釋之原意。

〔一三〕鼻口呼噏喘息，當綿綿微妙，若可存，復若無有也　莊子刻意有「吹呴呼吸，吐故納新」之説，其爲行氣口訣殆無疑義，然具體操作則不可知。河上公章句所言，可視爲漢代行氣法門。

〔一四〕用之不勤　至言總卷四注引老子經「玄牝之門，天地之根，綿綿若存，用之不勤」，引申説：「言口是天地之門，可以出納陰陽生死之事云云。」其説當是河上公章句本條之發揮，録出備參。

〔一五〕不當急疾勤勞　河上公章句多一「也」字，考説文：「勤，勞也。」則此句似當標點作：「用氣當寬舒，不當急疾。勤，勞也。」

混元德經①曰：出生謂情欲出於五内〔一〕，魂定魄静〔二〕，故生也。**入死**〔三〕，謂情欲入於胸臆〔四〕，精散神惑②，故死也。**生之徒十有三，死之徒十有三，**言生死之類，各十有三，謂之九竅而四關也〔五〕③。**其生也，**

---

① 混元德經　原作「混元道德經」，比照河上公章句，此屬老子德經内容，故删「道」字。雲笈七籤作「老君德經」。

② 精散神惑　河上公章句不同版本，或作「精神勞惑」，或作「精勞神惑」。

③ 謂之九竅而四關也　雲笈七籤、河上公章句並作「謂九竅四關也」。

目不妄視，耳不妄聽，鼻不妄嗅，口不妄言〔六〕，手不妄持，足不妄行，精不妄施〔七〕。其死也，反是。人之生也①，動皆②之死地〔八〕③，十有三。人欲求生，動作反之，十有④三之死地⑤〔九〕。夫何故？以其求生之厚也⑥。所以動之死地者，以其求生⑦活之太厚也〔一〇〕。遠道反天，妄行失紀〔一一〕。蓋聞善攝生者〔一二〕，陸行不遇兕虎〔一三〕，入軍不被甲兵〔一四〕，兕無所投其角，虎無所措其爪，兵無所容其刃〔一五〕。夫何故〔一六〕？以其無死地⑧〔一七〕。以其不犯上十三之死地也。

【注】

〔一〕五内　後漢書列女傳云：「見此崩五内，恍惚生狂癡。」論衡論死云：「五藏有病，則人荒忽，荒忽則愚癡矣。」由此知五内即指五臟。

---

① 也　雲笈七籤及老子各本皆無。

② 皆　雲笈七籤及河上公章句多數版本無，但敦煌寫本及道藏傅奕道德真經古本篇有之。

③ 「死地」後，雲笈七籤多「亦」字。

④ 有　雲笈七籤無。

⑤ 地　此後雲笈七籤多「也」字。

⑥ 也　雲笈七籤無。

⑦ 「求生」後，原多「之」字，河上公章句各本皆無，因據雲笈七籤刪。

⑧ 地　此後雲笈七籤多「焉」字。

〔二〕魂定魄静　脈經卷六云：「五臟者，魂魄之宅舍，精神之所依託也。魂魄飛揚者，其五臟空虚也，即邪神居之，神靈所使，鬼而下之，脈短而微，其藏不足，則魂魄不安。」此所以言情欲出於五臟，則魂定魄静也。

〔三〕出生入死　此段皆見於老子第五十章，河上公章句本屬德經，小標題「貴生」。河上公章句在「出生入死」句之後插入注釋，分别用「出生謂情欲出於五内」云云，「入死謂情欲入於胸臆」云云引起，體例與本書不同。

〔四〕胸臆　指心胸意念，淮南子俶真訓云：「是故舉世而譽之不加勸，舉世而非之不加沮，定於死生之境，而通於榮辱之理，雖有炎火洪水彌靡於天下，神無虧缺於胸臆之中矣。」意即：五臟不受意識所控制，情欲之生，自然而然，故魂定魄静而得生；若身體與意識交感而生情欲，則擾亂精神，入於死地。

〔五〕老子此章三處出現「十有三」，注釋家意見不一，河上公章句以九竅四關解釋之，其説本於韓非子解老，云：「人始於生而卒於死，始之謂出，卒之謂入，故曰出生入死。人之身三百六十節，四肢九竅，其大具也。四肢與九竅十有三者，十有三者之動静盡屬於生焉。」九竅指五官之七竅，合併前後二陰，共爲九竅。四關出靈樞：「五藏有六府，六府有十二原，十二原出於四關，四關主治五藏。」類經卷八云：「四關者，即兩肘兩膝，乃周身骨節之大關也。」另據淮南子本經訓云：「故閉四關，止五遁，則與道淪。」高誘注：「四關，耳目心口。」

此則與九竅重複，應非是。王文宏、崔志光評注養性延命録謂：「元代王開認爲：『四關者，兩手兩足。』從文中『手不妄持，足不妄行』觀之，當以兩手兩足爲四關近是。」其説可參。

〔六〕「口不妄言」後，河上公章句多數版本有「舌不妄味」四字，或作「口不妄言味」。如此則河上公章句之九竅，乃指眼、耳、鼻各二竅，口一竅，舌一竅，精孔一竅。其説與醫書不同，拈出備參。至於養性延命録缺「舌不妄味」四字，究竟係編者刻意删去，或所見版本如此，不得而知矣。

〔七〕精不妄施　此房中家養生要領，可參本書御女損益篇。

〔八〕動皆之死地　此句經文較河上公章句本多「皆」字，劉笑敢老子古今：五種對勘與析評引論説：「『動之死地』，帛書本、傅奕本都作『動皆之死地』，多一『皆』字，則『之』作『到……去』的動詞意義確定不移，没有『皆』字易生歧義。」其説甚是，故正文保留「皆」字。

〔九〕人欲求生，動作反之，十有三之死地　此句不同版本河上公章句異寫甚多，王卡點校本確定爲：「人之求生，動作反之十三死地也。」意思與本書表述不同，關鍵在「之死地」中「之」字有無。如上條注釋，本書引老子經文「動皆之死地」，意即：行爲動作皆陷入死地。故所引河上公注釋也説：人本欲求生，行爲動作則反之，因此陷入死地者，十分之三。多數河上公章句引經無「皆」字，句讀當作「人之生，動之死地十有三」，故河上公注釋説：人本欲求生，行爲動作反而陷入前述之十三種死地。河上公章句原書此句究竟云何，難於確知，大約以今本爲是，而養性延命録所引，或是引録者以己意修改而成。

〔一〇〕以其求生活之太厚也　河上公章句作「以其求生活之事太厚」。兩種表述意思小異，養性延命録「求生活」，主要指求生、求活之欲望；河上公「求生活之事」，指求生、求活之具體行爲。

〔一一〕遠道反天，妄行失紀　河上公章句作「違道忤天，妄行失紀」，意思不變。

〔一二〕蓋聞善攝生者　此句至「以其無死地」，河上公章句皆有注，本書僅「以其無死地」句存原注之半，不詳是編者有意芟落，或流傳中脱漏，補足備參。此句河上公章句注云：「攝，養也。」

〔一三〕陸行不遇兕虎　河上公章句注云：「自然遠避，害不干也。」

〔一四〕入軍不被甲兵　河上公章句注云：「不好戰以殺人。」

〔一五〕河上公章句注云：「養生之人，兕虎無由傷，兵刃無從加也。」

〔一六〕夫何故　河上公章句注云：「問兕虎兵甲何故不害之。」

〔一七〕以其無死地　河上公章句注云：「以其不犯上十三之死地也。言神明營護之，此物不敢害。」

莊子養生篇曰〔一〕：**吾生也有涯**，向秀曰〔二〕：生之所稟，各有極①也〔三〕。**而智**〔四〕**也無涯**，嵇康曰〔五〕：夫不慮而欲，性之動也；識而發感，智之用也。性動者，遇物而當，足則無餘。智用者②，從感而③求，倦而不已。故世之所患〔六〕，恒④在於智用⑤，不在性動也。**以有涯隨無涯，殆已。**郭象曰：以有限⑥之性，尋無窮⑦之智〔七〕，安得而不困哉。**已而爲智者，殆而已矣。**向秀曰：已困於智矣，又爲智⑧以攻之者，又殆矣〔八〕。

【注】

〔一〕莊子養生篇曰　正文出自莊子養生主，郭象解題云：「夫生以養存，則養生者，理之極也。

---

① 極　雲笈七籤作「涯」。

② 用者　底本、雲笈七籤皆闕，據嵇康答難養生論，當作「智用者」，與前句「性動者」云云駢比，因據補，養性延命録訓注亦補此兩字。因闕此兩字，丁光迪校注本、中華道藏本、王文宏、崔志光評注本養性延命録皆標點作：「性動者，遇物而當足，則無餘智；從感而求，倦而不已。」

③ 而　原作「不」，嵇康答難養生論作「用」，因據雲笈七籤改。

④ 恒　雲笈七籤作「常」。

⑤ 用　原作「困」，嵇康答難養生論作「用」，因據雲笈七籤改。

⑥ 限　雲笈七籤作「根」。

⑦ 窮　原作「趣」，莊子郭象注作「極」，雲笈七籤作「窮」，與「極」同義，因據改。

⑧ 智　雲笈七籤無。

若乃養過其極，以養傷生，非養生之主也。」

〔二〕向秀曰　向秀與郭象皆注莊子，晉書郭象傳説，向秀注莊子，大暢玄風，唯秋水、至樂二篇未竟而卒，遂爲郭象「竊以爲己注」。同書向秀傳則説，向秀注莊子，「郭象又述而廣之」。公案至今未了，養性延命録若出於陶弘景之手，則是同時引録向注、郭注較早之文獻。

〔三〕生之所稟，各有極也　郭象注云：「所稟之分，各有極也。」意思與向秀注同。

〔四〕智　莊子各本皆作「知」，經典釋文莊子音義云：「知，音智。」後一句「已而爲知者」同。

〔五〕嵇康曰　以下云云皆出自嵇康答難養生論。按，莊子此句本有郭象注，本書何以捨郭注而剪切嵇康云云以代注釋，當有原因。莊子此篇以「生」與「知」爲對立概念，先看郭注：「夫舉重攜輕而神氣自若，此力之所限也。而尚名好勝者，雖復絶膂，猶未足以慊其願，此知之無涯也。故知之爲名，生於失當而滅於冥極。」郭象以「稟賦」爲「生」，以「欲望」爲「知」；嵇康則以「生性」爲「生」，以「智識」爲「知（智）」。兩種詮釋有所差別，養性延命録作者恐不以郭説爲然，故取嵇康以代之；其改莊子正文「知」爲「智」，也應是刻意爲之，以符合嵇康「智用」之解釋。

〔六〕此句後，嵇康答難養生論尚有「禍之所由」四字。

〔七〕智　各本莊子郭象注皆作「知」，本書改爲「智」，用嵇康「智識」之義。

〔八〕此莊子向秀注之佚文，郭象注意思與之同，説理更詳明，録出備參：「已困於知而不知止，又爲知以救之，斯養而傷之者，真大殆也。」

莊子曰〔一〕：達生之情者，不務生之所無以爲；向秀曰：生之所無以爲者，性表之事也。張湛曰：生理自全，爲分外所爲，此是以有涯隨無涯也〔二〕。**達命之情者，不務智之所無奈何。**向秀曰：命盡而死者是〔三〕。張湛曰：稟生順之理，窮所稟之分，豈智所奈何①〔四〕。

【注】

〔一〕莊子曰　正文出自莊子達生。此論亦涉及「生」與「知」（本書作「智」）之對立，故與前篇續接。正文末句，「達命之情者，不務知（智）之所無奈何」，弘明集正誣論引作「不務命之所無奈何」，看似更通，然據本書引張湛注，魏、晉人所見莊子主流版本，仍是寫作「不務知之所無奈何」。

〔二〕此句郭象注云：「生之所無以爲者，分外物也。」意思與向注同，而張湛注則是根據郭注發揮，並與養生主「以有涯隨無涯，殆已」相聯繫。

〔三〕此句郭象注云：「知之所無奈何者，命表事也。」與前一注釋相連。向秀言「命盡而死者是」，其所注釋者，似僅局限於「命之情」，而未解釋「知（智）之所無奈何」，或是引用者有所

① 稟之分豈智所奈何　底本作「稟分豈替所知何也」，雲笈七籤於意爲長，從之。

删削。

〔四〕此句成玄英疏似是根據張湛之注而來，録出備參：「夫人之生也，各有素分，形之妍醜，命之修短，及貧富貴賤，愚智窮通，一豪已上，無非命也。故達於性命之士，性靈明照，終不貪於分外，爲己事務也。一生命之所鍾者，皆智慮之所無柰之何也。」

列子曰〔一〕：少不勤行，壯不競時，長而安貧，老而寡欲，閑心勞形，養生之方也。

【注】

〔一〕列子曰 列子天瑞謂：「人自生至終，大化有四：嬰孩也，少壯也，老耄也，死亡也。」又言林類年且百歲，子貢問曰：「先生少不勤行，壯不競時，老無妻子，死期將至，亦有何樂而拾穗行歌乎？」林類答：「少不勤行，壯不競時，故能壽若此。老無妻子，死期將至，故能樂若此。」本書「少不勤行，壯不競時」兩句出於此，然未見後數句。

列子曰：一體之盈虛消息，皆通於天地，應於萬類〔一〕。張湛曰：人與陰陽通氣〔二〕。**和之於始，和之於終，静神滅想，生之道也〔三〕。**始終和則神志不散。

【注】

〔一〕見列子周穆王。「萬類」，列子作「物類」。此句用來解釋夢寐之由來。千金翼方卷十一養性禁忌引録較全：「列子曰：一體之盈虚消息，皆通於天地，應於物類。故陰氣壯，則夢涉大水而恐懼；陽氣壯，則夢涉大火而燔焫；陰陽俱壯，則夢生殺；甚飽則夢與；甚飢則夢取。是以浮虚爲疾者，則夢揚；沉實爲疾者，則夢溺；藉帶而寢者，則夢蛇；飛鳥銜髮者，則夢飛；心躁者夢火；將病者夢飲酒歌舞；將衰者夢哭。是以和之於始，治之於終，静神滅想，此養生之道備也。」其文與今本列子小異，末句「是以和之於始」云云，爲今本所無，與本書相合。

〔二〕張湛注未引全，原文云：「人與陰陽通氣，身與天地並形，吉凶往復，不得不相關通也。」

〔三〕和之於始，和之於終，静神滅想，生之道也　今本列子無此句，然據注釋〔一〕千金翼方引列子則有之，唯「和之於終」作「治之於終」，據本書小字注釋稱「始終和則神志不散」，似當以「和之於終」爲正。

混元①妙真經〔一〕曰：人常失道，非道失人；人常去生，非生去人。故養生者，慎勿失道；爲道者，慎勿②失生。使道與生相守，生與道相保〔二〕。

---

① 混元　雲笈七籤作「老君」。

② 勿　原作「已」，據雲笈七籤改。

【注】

〔一〕妙真經　道教義樞卷二七部義引太玄經云：「尹生所受，唯得道德、妙真、西升等五卷。」意即此書與道德經、西升經並爲老君出關時傳授尹喜者。通志著録妙真經一卷，今佚，佚文散見諸書，無上秘要引用尤多。

〔二〕雲笈七籤卷九十四司馬承禎坐忘論亦引妙真經此段，文字小異而稍繁：「故妙真經云：人常失道，非道失人。人常去生，非生去道。故養生者，慎勿失道；爲道者，慎勿失生。使道與生相守，生與道相保，二者不相離，然後乃長久。言長久者，得道之質也。」同書卷九十二衆真語録引仙經云：「人常失道，非道失人。人常去生，非生去人。養神者，慎勿失道；爲道者，慎勿失生。道與生相守，神與氣相保，形神俱久矣。」又卷五十六元氣論引仙經云：「人常失道，非道失人。人常去生，非生去人。要常養神，勿失生道。長使道與生相保，神與生相守，則形神俱久矣。」異文可備參考。

黄老經玄示①〔一〕曰：天道施化〔二〕，與萬物無窮；人道施化，形神消亡〔三〕。轉神施

① 示　雲笈七籤作「禾」。

精，精竭故衰〔四〕。形本生精，精生於神〔五〕。不以精①施，故能與天合德；不與神化，故能與道同式。

【注】

〔一〕黄老經玄示　據太平御覽之經史圖書綱目，既有黄老經又有玄示經，正文亦分别引用二書文字。抱朴子内篇遐覽記有玄示經十卷。雲笈七籤單引黄老經一處（卷二十四），引黄老玄示經兩處（卷八十九、九十二），引黄老經玄示一處（即轉引養性延命録）。

〔二〕施化　施精與化育之合稱。淮南子泰族訓云：「夫天地之施化也，嘔之而生，吹之而落，豈此契契哉。」

〔三〕此句意謂，天生育萬物而能無窮極，人亦有生育之事，卻導致形神消亡。

〔四〕此句解釋前句，人亦施化，何以竟「形神消亡」？根本原因在「轉神」與「施精」，故後文説，只有「不以精施」，方能「與天合德」；「不與神化」，才可「與道同式」。「轉神」當是勞神之意，論六家要旨言：「神大用則竭，形大勞則敝。形神騷動，欲與天地長久，非所聞也。」其意略同。

〔五〕此句論形、精、神之關係。「形本生精」，本於莊子知北遊，云：「精神生於道，形本生於精，

① 精　原作「生」，據雲笈七籤改。至言總卷四亦作「精」。

而萬物以形相生。」「精生於神」亦見於雲笈七籤卷五十五精神：「夫氣生於精，精生於神，神生於明。故人生本於陰陽之氣，氣轉爲精，精轉爲神，神入於明。」

玄示①曰：以形化者，尸解之類〔一〕，神與形離，二者不俱，遂象飛鳥入海爲蛤〔二〕，而隨季秋陰陽之氣。以氣化者，生可冀也；以形化者，甚可畏也〔三〕。

【注】

〔一〕「形化」在道教多作煉形化氣之簡稱，此處似用莊子齊物論「其形化，其心與之然，可不謂大哀乎」中「形化」之意。故後文云：「以形化者，甚可畏也。」尸解屬於「形化」，無上秘要卷八十七尸解品開篇即說：「夫尸解者，形之化也，本真之練蜕也，軀質之遁變也，五屬之隱適也。」弘明集卷六明僧紹正二教論亦說：「其練映金丹，餐霞餌玉，靈升羽蜕，尸解形化，是其託術，驗之而竟無覩其然也。」立場雖異，用法則同。

〔二〕飛鳥入海爲蛤　夏小正云：「（九月）雀入於海爲蛤。」國語晉語、吕氏春秋、淮南子等亦有此說。正文引此以說明變化，意謂尸解不過外形變化而已，形神分離，譬如雀感季秋之氣，入水變化爲蛤，亦不足爲貴。

① 示　雲笈七籤作「禾」。

〔三〕此以「氣」與「形」爲對立概念，按照前句邏輯，唯氣化能形神不離，故正文以氣化爲得生，視形化爲異類，遂云「甚可畏也」。

嚴君平老子①指歸曰〔一〕：遊心於虚静，結志於微妙，委慮於無欲，歸計②於無爲，故能達生延命，與道爲久〔二〕。

【注】

〔一〕嚴君平老子指歸曰　道藏本道德真經指歸無此段，王德有點校老子指歸據雲笈七籤卷三十二引養性延命録輯録，認爲是致虚極篇（即王弼本之第十六章）之佚文。至言總卷二亦引此，文字稍異，可資校勘：「嚴君平老子指歸曰：遊心於虚静，結志於微妙，委慮於無欲，歸計於不爲，故能達生延命，與道爲友。」

〔二〕老子第十六章（據王弼本）：「致虚極，守静篤，萬物並作，吾以觀復。夫物芸芸，各復歸其根。歸根曰静，静曰復命。復命曰常，知常曰明。不知常，妄作，凶。知常容，容乃公，公

---

①子　雲笈七籤作「君」。

②計　雲笈七籤作「指」。按，「歸計」與「歸指」皆可通，作「歸計」，於意較長，且至言總卷二亦引作「歸計於不爲」，故不改。

乃王，王乃天，天乃道，道乃久，没身不殆。」此章核心即王弼所説「以虚静觀其反復」，老子指歸此段亦闡釋其意。「遊心於虚静，結志於微妙，委慮於無欲，歸計於無爲」，皆屬「致虚極，守静篤」之具體行爲。「達生延命，與道爲久」即老子「道乃久，没身不殆」之倒裝，爲上述行爲之結果。但將老子「没身不殆」，曲解爲「達生延命」，此所以爲養性延命録所摭取。

大有經〔一〕曰：或疑者云：始同起於無外〔二〕，終受氣於陰陽，載形魄於天地〔三〕，資生長於食息〔四〕，而有愚有智，有强有弱，有壽有夭，天耶？人耶？解者曰：夫形生愚智，天也；强弱壽夭，人也〔五〕。天道自然，人道自己〔六〕。始而胎氣充實，生而乳食有餘，長而滋味不足，壯而聲色有節者，强而壽；始而胎氣虚耗，生而乳食不足，長而滋味有餘，壯而聲色自放者，弱而夭〔七〕。生長全足，加之導養，年未可量〔八〕。

【注】

〔一〕大有經　據洞神八帝妙精經載抱朴密言云：「洪嘗聞，李先生道經之宗。李先生自説：往在瀛州，詣董仲君。仲君有九天大有經四卷，小有經四卷，字方二寸，落落疏秀，卷大如五寸竹。按目録云有百萬言，先生疑其文少字多。仲君言：此文非世上文也，乃三天八會之大章也。一字有三十三字，東西上下，隨形所用分集之。」然此似靈寶派傳説，上清派則有洞真太上素靈洞元大有妙經，省稱大有妙經，間亦稱大有經，因出於大有宮得名。今道藏本之大有妙經未見上述引文。道書引大有經條文甚多，唯三洞珠囊卷三服食品引大有經云：「五穀是刳命之鑿，腐臭五藏，致命促縮。此根入口，無希久壽，汝欲不死，腸中無滓也。」性質與本書引文類似，或同出一書。

〔二〕無外　無外爲無窮極之意。吕氏春秋下賢形容得道之人：「其大無外，其小無内。」高誘注：「道在大，能大，故無復有外；在小，能小，故無復有内。」本文言生命「起於無外」，似不及至言總引作「起於無物」爲妥。「無物」即是「無」，老子第四十章云：「天下萬物生於有，有生於無。」文子原道亦謂：「有形産於無形，故無形者，有形之始也。」

〔三〕終受氣於陰陽，載形魄於天地　莊子秋水云：「比形於天地而受氣於陰陽。」莊子此言「形」，略同於經文之「形魄」，皆指物質化之形體。禮記郊特牲言，人死則「魂氣歸於天，形魄歸於地」。「載」乃承載意，韓非子喻老云：「不乘天地之資而載一人之身。」

〔四〕資生長於食息　此四句從文法上論，「始同起於無外，終受氣於陰陽」，與「載形魄於天地，資生長於食息」，各自相對成文；文意則前三句言生命之從無至有，後一句言生命之進程，前爲先天，後屬後天。後天生長需「食息」之資給，「食」謂食物，「息」謂呼吸。

〔五〕愚智、强弱、壽夭，分别涉及智力、體力、壽命。「天」指先天注定，「人」指人力干預。經文强調「强弱壽夭」屬於後天人力可以干預者，亦養生家之理論基礎。壽命修短，王充皆歸於「秉氣」之充實堅强或虚劣軟弱，其説與本經不同。論衡氣壽云：「夫禀氣渥則其體强，體强則其命長；氣薄則其體弱，體弱則命短。」

〔六〕天道自然，人道自己　天道、人道見莊子在宥：「何謂道？有天道，有人道。無爲而尊者天道也，有爲而累者人道也。」經文不取此意，强調「天命」以外，皆可以人力干預，此亦「我命在我不在天」之引申。

〔七〕本經將人生分爲四個階段：始（受胎）、生（嬰兒期）、長（少年、青年期）、壯（成年期）。達到理想狀態，則能「强而壽」，反之則「弱而夭」。據列子力命，季梁得疾，醫者俞氏曰：「女（汝）始則胎氣不足，乳湩有餘。病非一朝一夕之故，其所由來漸矣，弗可已也。」此則以「乳湩（乳汁）有餘」爲病，與本經不同。至於「薄滋味」、「退嗜欲」則見於禮記月令，即本經所謂之「滋味不足」與「聲色有節」。

〔八〕生長全足，加之導養，年未可量　此言在「强而壽」之前提下，若能「導養」，則年命不可計量。導養即攝養之意，養生論云：「至於導養得理，以盡性命，上獲千餘歲，下可數百年，可有之耳。」此句至言總卷二作：「生長而合足（雲笈七籤卷三十五引作「度」），加之以道養，年未可量也。」

道機〔一〕曰：人生而命有長短者，非自然也〔二〕，皆由將身不謹〔三〕，飲食過差〔四〕，淫泆無度，忤逆陰陽，魂神不守，精竭命衰，百病萌生，故不終其壽〔五〕。

【注】

〔一〕道機　即道機經。抱朴子内篇金丹云：「（俗道士）無一人不有道機經，唯以此爲至秘，乃云是尹喜所撰。余告之曰：此是魏世軍督王圖所撰耳，非古人也。圖了不知大藥，正欲以行氣入室求仙，作此道機，謂道畢於此。此復是誤人之甚者也。」同書遐覽著録道機經五卷。真誥卷十八陶弘景注釋亦引用道機。

〔二〕非自然也　即非出於天命，與前條大有經將强弱壽夭歸差異於人力，意思正同。

〔三〕將身不謹　「將身」即持身，孔子家語五儀解云：「若夫智士仁人，將身有節，動静以義。」根據本經，持身不慎，表現爲「飲食過差，淫泆無度，忤逆陰陽」，將導致「魂神不守，精竭命衰」，因此「百病萌生，故不終其壽」。其説法與素問上古天真論同調：「（今時之人）以酒爲漿，以妄爲常，醉以入房，以欲竭其精，以耗散其真，不知持滿，不時禦神，務快其心，逆於生樂，起居無節，故半百而衰也。」

〔四〕飲食過差　「過差」即失節度之意。尚書「羲和湎淫」句孔傳：「沉湎於酒，過差非度。」

〔五〕醫心方卷二十七大體第一引養生要集，文内亦引道機此段，唯「將身不謹」作「將身不慎」，「魂神不守」作「魂魄神散」。

河圖帝視萌〔一〕曰：侮天時①者凶，順天時者吉〔二〕。春夏樂山高處，秋冬居卑深藏〔三〕，吉利多福，壽考無窮〔四〕。

【注】

〔一〕河圖帝視萌　河圖類緯書。藝文類聚卷九十九引帝王世紀云：「黄帝出遊洛水之上，見大魚，殺五能牲以醮之，天乃甚雨，七日七夜，魚流於海，始得圖書，今河圖帝視萌之篇是也。」初學記卷六引帝王世紀文字略同，唯河圖帝視萌作河圖視萌篇，當是同書異名。據緯書集成，河圖帝視萌佚文僅見養性延命録此條。

〔二〕侮天時者凶，順天時者吉　雲笈七籤卷五十六元氣論云：「是以順天時者見生，逆天意者見殺。殺非以私，生非以公，但隨人物逆順，自然而致其生殺也。」取意正同。

〔三〕春夏樂山高處，秋冬居卑深藏　此即素問四氣調神大論「聖人春夏養陽，秋冬養陰」之意，春夏高居屬陽，秋冬卑處屬陰。

〔四〕醫心方卷二十七居處第十引養生要集，文内亦引河圖帝視萌此段，「侮天時者凶」作「違天地者凶」，「壽考無窮」作「老壽無窮」。

---

① 時　雲笈七籤、至言總卷二皆作「地」，據下句兩本均作「順天時」，則應以「時」爲正。

雒書寶予命〔一〕曰：古人治病之方，和以醴泉，潤以元①氣〔二〕，藥不辛不苦〔三〕，甘甜多味，常能服之，津流五藏，繫在心肺②，終身無患。

【注】

〔一〕雒書寶予命　洛書類緯書。三國志蜀志引洛書寶號命云：「天度帝道備稱皇，以統握契，百成不敗。」華陽國志卷六劉先主志僅引「天度帝道備稱皇」，亦稱出自洛書寶號命。宋書卷二十七引文同，則稱出自洛書寶予命。此亦同書異名。據三國志引文，此書乃是配合劉備稱帝之符讖，年代當在漢末、三國。

〔二〕和以醴泉　醴泉有兩解，一説爲天生之甘露泉液，以「祥瑞」方式出現者，甘露自天而降，泉液從地涌出。爾雅釋天云：「甘雨時降，萬物以嘉，謂之醴泉。」白虎通封禪云：「醴泉者，美泉也。狀若醴酒，可以養老也。」醴泉爲療疾上藥，太平御覽卷八百七十三引東觀漢記曰：「光武中元元年，祠長陵，還，醴泉出京師，飲之者痼疾皆差也。」同卷引孫氏瑞應圖

---

①　元　至言總卷二、雲笈七籤卷三十五引至言總皆無，故中華道藏標點作「和以醴泉，潤以氣藥，不辛不苦，甘甜多味」。佩文韻府卷九十九乃據至言總以「氣藥」立條目，例句即用本文，唯缺有爭議之「繫在心肺」或「繫之在肺」四字。

②　繫在心肺　雲笈七籤作「繫之在肺」，至言總卷二、雲笈七籤卷三十五引至言總皆作「繫在心肺」。

曰：「醴泉者，水之精也。味甘如醴，泉出，流所及草木皆茂，飲之令人壽也。」養生家則以口中津液爲醴泉，雲笈七籤卷十一上清黄庭内景經「口爲玉池太和宫」句，注釋云：「口中津液爲玉液，一名醴泉，亦名玉漿。」「玄泉幽關高崔巍」句注釋：「玄泉，口中之液也。一曰玉泉，一名醴泉，一名玉液，一名玉津，一名玉漿。」本文之「醴泉」與「元氣」對舉，據雲笈七籤卷三十二雜戒忌禳災祈善云：「俗人但知貪於五味，不知有元氣可飲；聖人知五味之毒焉，故不貪。知元氣可服，故閉口不言，精氣息應也。唾不咽，則氣海不潤；氣海不潤，則津液乏。是以服元氣，飲醴泉，乃延年之本也。」如此似當用後一種解釋，即口中津液。然兩種版本之至言總皆引作「和以醴泉，潤以氣藥」，「氣藥」無解，若爲「仙藥」、「上藥」之訛，則句式與嵇康養生論「蒸以靈芝，潤以醴泉」相近，似當以第一種解釋爲宜。再者，「元氣」亦可以指天地宇宙之氣，對應天生之甘露泉液，亦無不妥。

〔三〕藥不辛不苦　周禮天官「聚毒藥以供醫事」句鄭玄注：「毒藥，藥之辛苦者。」此處言「藥不辛不苦」，即用鄭注「毒藥」之相反義。

孔子家語〔一〕曰：食肉者勇敢而悍〔二〕，虎狼之類。食氣者神明而壽〔三〕，仙人、靈龜是。食穀者智慧而夭〔四〕，人也。不食者不死而神〔五〕。直任喘息而無思慮〔六〕。

【注】

〔一〕漢書藝文志著録孔子家語二十七卷，今傳王肅注本十卷四十四篇，或以爲王肅僞託。本段文字見今本卷六執轡，文字略異，作：「食草者善走而愚，食桑者有緒而蛾，食肉者勇毅而捍，食氣者神明而壽，食穀者智惠而巧，不食者不死而神。」此文與第一條引神農經云云意思略同，前注已詳，此處僅引大戴禮記簡要注釋。

〔二〕食肉者勇敢而悍　大戴禮記易本命同，注釋：「虎狼鷹鶻之屬。」

〔三〕食氣者神明而壽　大戴禮記同，注釋云：「王喬、赤松之類也。西極亦有食氣之民也。」

〔四〕食穀者智慧而夭　大戴禮記作：「食穀者智惠而巧。」

〔五〕不食者不死而神　大戴禮記同，注釋云：「伸於道者，則神而常存也。」

〔六〕至言總卷二亦引孔子家語此段，較本篇爲繁，正文略近於今本孔子家語，注釋則有所不同，録出備參：「食水者善浮水而耐寒，（原注：謂因水而食也。）食土者無心而不息，（原注：蚯蚓之類。）食木者多力不治，（原注：熊象駱駝之類也。淮南子曰：多力而拂之，戾亦不治之類也。）食桑者有緒而蛾，（原注：蠶是也。）食氣者神明而壽，（原注：仙人是也。）食穀者智慧而夭，（原注：人是也。）不食者不死而神。（原注：直任喘息而無思慮。）」

傳曰〔一〕：雜食者百病妖邪所鍾〔二〕。所食愈少，心愈開，年愈益；所食愈多，心愈塞，年愈損焉〔三〕。

【注】

〔一〕傳曰　此段道藏本另起一行，姑從之。據博物志卷五引孔子家語，正文與至言總略同，其末句皆爲：「不食者不死而神仙傳曰雜食者百病妖邪之所鍾焉……」則「傳曰」似當與孔子家語同條。又，博物志此句究竟當標點作：「不食者不死而神仙。傳曰：雜食者百病妖邪之所鍾焉。」或者：「不食者不死而神。仙傳曰：雜食者百病妖邪之所鍾焉。」亦難遽定。

〔二〕雜食者百病妖邪所鍾　本句雖以「傳曰」引起，但句法結構及語義皆與孔子家語連貫，依次爲食肉者、食氣者、食穀者、不食者、雜食者之後果，此所以雲笈七籤卷八十七諸真要略之太清神仙衆經要略引孔子家語云：「食氣者神明而壽，食穀者智慧而夭，不食者不死而神，雜食者百疾妖邪之所鍾焉。是以食愈少者，心愈開而延年益壽；食愈多者，心愈塞而年愈奪也。」乃省去「傳曰」，通爲一句。至於本句之後「所食愈少」云云，另是一層含義，故博物志部分版本在本句與「所食愈少」之間，插入「西域有蒲萄酒」一段（參見博物志校正），未必是錯簡。綜合以上文獻，孔子家語此段之原貌究竟云何，已渺不可知，此處僅能根據養性延命録，劃分段落，施加標點。

〔三〕此皆與本書後文引青牛道士語「食欲常少」、「食不欲過飽」同義。

太史公司馬談①曰〔一〕：夫神者，生之本；形者，生之具也〔二〕。神大用則竭，形大勞則斃。神形早衰②，欲與天地長久，非所聞也〔三〕。故人所以生者，神也；神之所托者，形也。神形離別則死，死者不可復生，離者不可復返，故乃聖人重之〔四〕。夫養生之道，有都領大歸〔五〕，未能具其會者，但思每與俗反，則闇踐勝轍，獲過半之功矣〔六〕。有心之徒，可不察歟。

【注】

〔一〕太史公司馬談曰　司馬談爲司馬遷父。本段訖「故乃聖人重之」以前，皆摘引史記太史公自序司馬談論六家之要指，而頗有剪裁調整，以符合養生主題。「夫養生之道，有都領大歸」云云，則不詳出處。丁光迪校注養性延命録、麥谷邦夫編譯養性延命録訓注，均以此段單列一條，似有道理，然本書教誡篇每段落皆注明引用出處，此似不當有例外，故僅提行，不另計作一條。

---

①　談　雲笈七籤作「論」。

②　早衰　至言總卷二作「騷動」。

〔二〕論六家之要指云：「由是觀之，神者生之本也，形者生之具也。不先定其神形，而曰我有以治天下，何由哉。」史記集解引韋昭：「聲氣者，神也。枝體者，形也。」此借形神談論道家政治主張，節引者排開政治，專言養生。

〔三〕論六家之要指在表揚道家「指約而易操，事少而功多」，批評儒家政治「主勞而臣逸」以後云：「夫神大用則竭，形大勞則弊。神形騷動，欲與天地長久，非所聞也。」此亦以治身比喻治國，節引者仍只取治身之意。史記言「形神騷動」，乃指神大用、形大勞；本書改爲「形神早衰」，則强調神大用、形大勞之後果爲耗竭與敝壞。

〔四〕論六家之要指在詳説道家特徵後，又用比喻云：「凡人所生者神也，所託者形也。神大用則竭，形大勞則敝，形神離則死。死者不可復生，離者不可復反，故聖人重之。」節引者删去與前重複之「神大用則竭，形大勞則敝」。

〔五〕都領大歸　未得確解，約是綱領、指歸之意。

〔六〕此句意謂：養生之綱要，雖未必能夠全面領會，但只要堅持反俗，便可暗合其道，收過半之功。「反俗」即與習俗相反，可參見後文引張湛養生集敘，養生大要第八曰反俗。

小有經曰〔一〕：**少思、少念、少欲、少事、少語、少笑、少愁、少樂、少喜、少怒、少好、少惡，**

行此十二少，養生①之都契也〔二〕。多思則神殆②〔三〕，多念則志③散〔四〕，多欲則損志④〔五〕，多事則形疲，多語則氣爭〔六〕，多笑則傷藏〔七〕，多愁則心懾〔八〕，多樂則意溢，多喜則忘錯惛⑤亂〔九〕，多怒則百脈不定〔一〇〕，多好則專迷不治〔一一〕，多惡則憔煎⑥無懽⑦〔一二〕。此十二多不除，喪生之本也。無多者，幾乎真人〔一三〕。大計奢懶者壽，慳勤⑧者夭，放散劬悋⑨之異也〔一四〕；田夫壽，膏粱夭，嗜欲少多⑩之驗也〔一五〕；處士少疾，遊子多患，事務繁簡之殊也〔一六〕。故俗

① 養生　此前雲笈七籤有「乃」字。

② 殆　雲笈七籤作「怠」。

③ 志　雲笈七籤作「忘」。

④ 志　雲笈七籤、至言總卷二皆作「智」。

⑤ 惛　雲笈七籤、至言總卷二皆作「昏」。

⑥ 憔煎　雲笈七籤作「燋煎」，至言總卷二作「憔悴」，醫心方卷二十七作「焦煎」。藝文類聚卷七十六梁武帝游鍾山大愛敬寺詩：「貪癡養憂畏。熱惱坐燋煎。」似當以「燋（焦）煎」爲是，意爲窘迫。

⑦ 懽　雲笈七籤、至言總卷二皆作「歡」。

⑧ 勤　雲笈七籤作「靳」，「靳」，吝嗇意。據原文「奢懶」與「慳勤」相對，奢慳、懶勤互爲反義，故應以「勤」爲正。

⑨ 悋　雲笈七籤作「勞」。

⑩ 少多　雲笈七籤作「多少」。

人競利，道士罕營〔一七〕。

【注】

〔一〕小有經曰　抱朴密言提到大有經與小有經，引文見前大有經注釋。小有三皇文亦稱小有經，似皆非指本經。至言總卷二引文止於「幾乎真人」（至言總作「幾近真人矣」），又醫心方卷二十七引養生要集，先以「又云」引出「大計奢懶者壽」一段，然後以「又云少有經云」引出「少思少念」一段，故麥谷邦夫養性延命録訓注從「大計奢懶者壽」處别爲一條。今按，千金要方卷二十七道林養性、道藏本太清道林攝生論，皆同於至言總卷二；雲笈七籤卷三十三攝養枕中方、道藏本枕中記、神仙食炁金櫃妙録，皆同於本書。從文意來看，「大計奢懶者壽」云云，乃是行十二少、除十二多之總結，實不必分割。

〔二〕養生十二少之内容及排列順序，前引各書皆同，抱朴子養生論、太上老君養生訣（太平御覽卷七百二十作老子養生要訣）略異。據抱朴子養生論云：「所以保和全真者，乃少思、少念、少笑、少言、少喜、少怒、少樂、少愁、少好、少惡、少事、少機。」少言即少語，少欲與少機意義有所不同。若不少反多，其後果抱朴子養生論亦别有説法：「夫多思則神散，多念則心勞，多笑則藏腑上翻，多言則氣海虚脱，多喜則膀胱納客風，多怒則腠理奔血，多樂則心神邪蕩，多愁則頭鬢憔枯，多好則志氣傾溢，多惡則精爽奔騰，多事則筋脈乾急，多機則智慮沉迷。斯乃伐人之生甚於斤斧，損人之命猛於豺狼。」十二少爲養生所宜，十二多爲養生所忌。然此十二項概念有所重疊，干犯之後果亦頗糾結，故後世養生文獻間作調整，如明周履靖益齡單有「孫真人十二多」，即據本論而修訂，録出備參：「多喜則傷血，多怒則傷脉，多笑則傷臟，多愁則傷心，多念則志散，多樂則氣溢，多愛則迷亂，多惡則憔悴，多憂則志昏，多思則神怠，多事則勞形，多言則耗氣。」

〔三〕多思則神殆　黄帝内經靈樞本神云：「怵惕思慮者則傷神。」

〔四〕多念則志散　黄帝内經素問宣明五氣論云：「腎藏志。」又據黄帝内經靈樞本神云：「心有所憶謂之意，意之所存謂之志。」本書以思與念爲兩義，説文：「念，常思也。」

〔五〕多欲則損志　黄帝内經靈樞本神云：「腎盛怒而不止則傷志，志傷則喜忘其前言。」其説與本書不合。此句雲笈七籤、至言總卷二、醫心方卷二十七並作「多欲則損智」。宋本新雕孫真人千金方卷二十七道林養性同。江户醫學影宋本備急千金要方則作「多欲則志昏」。作「損志」與「損智」語義皆通，因無其他文獻佐證可供判斷，姑仍之。

〔六〕多語則氣争　諸病源候論卷十五引養生方云：「多語則氣争，肺脹口燥。」氣不調和謂「氣争」，黄帝内經素問生氣通天論云：「陽不勝其陰，則五藏氣争，九竅不通。」修真十書卷二十四養生延壽論作「多語則氣急」，意思相同。此句獨千金要方卷二十七道林養性作「多語則氣乏」（宋本新雕孫真人千金方仍作「多欲則氣争」），其説或本於前引抱朴子養生論「多言則氣海虚脱」。

〔七〕多笑則傷藏　李鵬飛三元延壽參贊書卷二云：「多笑則臟傷，臟傷則臍腹痛，久爲氣損。」

〔八〕多愁則心懾　懾，膽怯、畏懼意。太清道林攝生論作「多愁則心憍」，「憍」爲矜持意，恐是誤字。春秋繁露卷十六循天之道云：「憂則氣狂，懼則氣懾。」説法與本書不合。修真十書卷二十四養生延壽論作「多愁則心顛」，則符「憂則氣狂」之意。

〔九〕多樂則意溢，多喜則忘錯惛亂　説文：「喜，樂也。」喜樂差別不大，本書分別爲二。三元延壽參贊書卷二云：「喜樂無極則傷魄，魄傷則狂，狂者意不存，皮革焦。」又引聚書云：「喜則氣和性達，榮衛通行。然大喜傷心，積傷則損，故曰少喜則神不勞。」其説可參。修真十書卷二十四養生延壽論作：「多喜則傷血，多樂則氣溢。」

〔一〇〕多怒則百脈不定　三元延壽參贊書卷二云：「忿怒則氣逆，甚則嘔血。」又云：「多怒則百脈不定。又多怒則鬢髮焦，筋萎。」

〔一一〕專迷不治　弘明集卷六謝鎮之重與顧道士書「苟專迷兮不悟」，「專迷」當是癡迷意。「不治」，即不治事之意。可注意者，千金方各本以及雲笈七籤卷三十三題孫思邈撰之攝養枕中方、道藏本太清道林攝生論等，皆作「不理」，乃是避唐高宗李治之諱所改，養性延命録仍用「治」字，可作爲成書孫思邈以前之佐證。

〔一二〕此兩句論好惡，好即嗜好，惡即憎惡。嗜好過度則癡迷不能治事，憎惡太深則煩憂而少歡樂。

〔一三〕無多者，幾乎真人　此句應是前文「行此十二少，養生之都契也」，及「此十二多不除，喪生之本也」總結之辭，意謂能行十二少除十二多，則近於真人境界。意思雖通，表述稍含混。檢醫心方卷二十七引養生要集引少有經作：「無多無少者，幾於真人也。」千金要方卷二十七道林養性作：「唯無多無少者，幾於道矣。」雲笈七籤卷三十三攝養枕中方、道藏本太清道林攝生論，皆同千金方。此證明養生要集原文確實爲「無多無少」。然文章本意是主張十二少，杜絶十二多，並不存在折中之「無多無少」。究竟是小有經原文如此，或養生要集引用時添加，不得而知，但養性延命録之作者在編選養生要集時，爲了文意通順，刻意刪去「無少」二字。由此證明養性延命録與千金方不出於同一人之手。

〔一四〕大計奢懶者壽，慳勤者夭，放散劬悋之異也　「大計」在此處無確解，或可理解爲「概括而言」。奢與慳相反，懶與勤相反，奢慳形容心態，懶勤描述行動，總之放曠閒散則長壽，勞碌吝嗇則短命。

〔一五〕田夫壽，膏粱夭，嗜欲少多之驗也　唐柳芳氏族論云：「凡三世有三公者曰膏粱。」田夫指平民，與貴冑相對，醫心方作「佃夫」，意思相同。

〔一六〕處士少疾，遊子多患，事務繁簡之殊也　處士閒居無事，遊子遠出奔波，故言事務有簡繁之别。

〔一七〕故俗人競利，道士罕營　道士本指道術之士，漢書王莽傳云：「衛將軍王涉素養道士西門君惠。」後主要指道教徒，醫心方寫作「道人」，此稱呼多指佛教徒。此總結之辭，世俗之人趨競名利，有道之士少鑽營。

胡昭曰〔一〕：目不欲視不正之色，耳不欲聽醜穢之言，鼻不欲向膻腥之氣，口不欲嘗毒剌①之味，心不欲謀欺詐之事，此辱神損壽〔二〕。又居常而歎息，晨夜而吟嘯，干正②來邪也〔三〕。夫常人不得無欲，又復不得無事，但當和心少念，静身損慮③〔四〕，先去亂神犯性④〔五〕，此則嗇神之一術也〔六〕。

【注】

〔一〕胡昭　胡昭，字孔明，潁川人，漢、魏之際隱居陸渾山中，高士傳謂其「躬耕樂道，以經籍自

---

① 剌　雲笈七籤作「辣」。

② 干正　雲笈七籤作「不止」，則當屬上句，作：「晨夜而吟嘯不止，來邪也。」

③ 静身損慮　雲笈七籤作「静慮」，則當屬上句，標點作：「但當和心少念静慮，先去亂神犯性之事，此則嗇神之一術也。」

④ 性　此字下雲笈七籤多「之事」二字。

娛。至嘉平初，年八十九，卒於家」。醫心方及至言總卷二引此條並作「潁川胡昭字孔明曰」云云。

〔二〕雲笈七籤卷三十六攝生月令引彭祖攝生論，與本説大同小異：「目不視不正之色，耳不聽不正之聲，口不嘗毒糲之味，心不起欺詐之謀，此之數種，乃亡魂喪精，減折筭壽者也。」

〔三〕又居常而歎息，晨夜而吟嘯，干正來邪也　此句雲笈七籤作：「又居常而歎息，晨夜而吟嘯不止，來邪也。」按，「居常」即經常、恒常，史記淮陰侯列傳：「信由此日夜怨望，居常鞅鞅。」「吟嘯」即吟詠嘯歌，此取悲歎哀號意，後漢書隗囂傳：「前計抑絶，後策不從，所以吟嘯扼腕，垂涕登車。」「干正來邪」即「邪不干正」之反義，醫心方作「于正」，雲笈七籤作「不止」，皆「干正」之誤。此句意指情緒低落，歎息長嘯，正氣受擾，邪穢乘虚而來。

〔四〕但當和心少念，静身損慮　至言總卷二作「但當和心約念，靖身損物」，雲笈七籤卷三十五引至言總作「但當和心約念，静身損物」。「和心」即使心境平和，呂氏春秋適音云：「故樂之務在於和心，和心在於行適。」「少念」即前十二少之少思少念。「約念」則有克制、制約之意，通過「和心」來克制妄念。「静身」與「靖身」意思大略相同，皆指使身體安定，管子白心云：「是以聖人之治也，静身以待之，物至而名自治之。」太平經鈔乙部云：「故端神靖身，乃治之本也，壽之徵也。」「損慮」即減損思慮；「損物」即減損物欲。從文意理解，前句「常人不得無欲，又復不得無事」，欲求與事務分屬精神層面與物質世界，故本句似當以雲笈七籤引至言總作「和心約念，静身損物」最妥。「和心約念」爲精神方面之自我約束，「静身損物」爲物質方面之自我控制。

〔五〕先去亂神犯性　此處「亂神」、「犯性」皆爲名詞，作「去」之賓語。「犯性」與「順性」相對，列子楊朱云：「尊榮則逸樂，卑辱則憂苦。憂苦，犯性者也；逸樂，順性者也。」同樣，「亂神」與「正神」相對。若依雲笈七籤本作「先去亂神犯性之事」，或依至言總作「先去亂神犯性者」，則「去」之賓語爲使神擾亂使性違背之事。兩種情況實有不同，故不增飾添改。

〔六〕醫心方卷二十七谷神第二引養生要集，亦有胡昭此節，文字小有出入，録出備參：「潁川胡昭孔明曰：目不欲視不正色，耳不欲聽醜穢聲，鼻不欲嗅腥氣，口不欲嘗毒刺味，心不欲謀欺詐事，此辱神損壽。又居常而歎息，晨夜吟嘯，于正來邪矣。夫常人不得無欲，又復不得無事，但當和心約念，靖身損物，先去亂神犯性者，此即嗇神之一術也。」至言總卷二引文從「常人不得無欲」開始至「此嗇神之一術」，皆同於醫心方，故不具録。

黄庭經曰〔一〕：玉池清水灌靈根，審能修之可長存。名曰飲食自然。自然者，則是華池：，華池者，口中唾也〔二〕。呼吸如法，咽之則不飢也。

【注】

〔一〕黄庭經曰：玉池清水灌靈根，審能修之可長存　此黄庭外景經經文，其後爲注釋。據雲笈七籤卷十二務成子注「玉池清水灌靈根」云：「口爲玉池太和宮，唾爲清水美且鮮。唾而咽之雷電鳴，舌爲靈根常滋榮。」修真十書梁丘子注云：「玉池清水，口中津液也。靈根者，舌也。常當啄齒漱液，灌溉舌根。」次句「審能修之可長存」務成子注云：「晝夜行之，去伏尸，殺三蟲，卻百邪，肌膚充盈正氣還，邪鬼不從得長生。面有光。」梁丘子注云：「令人晝夜修行不懈，可得長生。」注釋皆不同於本書。獨神仙食炁金櫃妙録之中嶽郄儉食十一時炁法（亦見雲笈七籤卷六十一，文字略同）引黄庭經曰：「玉池清水灌靈根，子能修之可長存，名曰飲食自然。自然者，華池；華池者，口中之唾也。呼吸如法，咽之即不飢矣。」與本書相同，因該書較爲晚出，或即抄自養性延命録等。其可注意者，太清金液神丹經卷上（亦見雲笈七籤卷六十五，文字略同）云：「仙經曰：玉池清水灌靈根，子能修之可長存。口爲玉池太和宮，液爲清水美且鮮。所謂飲食自然者也。」陳國符謂太清金液神丹經在西漢末東漢初出世，若確實如此，則所引仙經「玉池清水灌靈根，子能修之可長存。口爲玉池太和宮，液爲清水美且鮮」云云，乃是黄庭經之雛形；引文中「所謂飲食自然者也」與本書引黃庭經注釋「名曰飲食自然」云云，顯然有關，具體情況值得深究。

〔二〕華池者，口中唾也　「華池」，外丹、内丹意思不同。外丹是醋之隱名，尤多指酸性反應液。内丹家對華池異説甚多，黃庭内景經「三十六咽玉池裏」務成子注云：「口爲玉池，亦曰華池。」又特指舌下，同書「中池内神服赤珠」務成子注云：「舌下爲華池。」或指齒舌之間，修真十書西嶽竇先生修真指南云：「華池在齒舌之間。」此處則徑以口中唾液爲華池。

老君尹氏内解曰〔一〕：唾者，湊①爲醴泉〔二〕，聚爲玉漿，流爲華池，散爲精汋②〔三〕，降爲甘露。故口③爲華池，中有醴泉，漱而咽之，溉藏潤身，流利百脈〔四〕，化養萬神，支④節毛髮，宗之而生也。

【注】

〔一〕老君尹氏内解曰　杜光庭道德真經廣聖義提到老子内解上下，説：「尹喜以内修之旨解

---

① 湊　雲笈七籤作「漱」。
② 汋　原作「浮」，據雲笈七籤改。
③ 口　雲笈七籤作「曰」。
④ 支　雲笈七籤作「肢」。

注。」從本書引文來看，似即此内解。然據雲笈七籤卷五十六元氣論引老子節解云：「唾者，溢爲醴泉，聚流爲華池府，散爲津液，降爲甘露。漱而咽之，溉藏潤身，通宣百脈，化養万神，支節毛髮，堅固長春。此所謂金漿也，可以養神明，補元气矣。」仍據道德真經廣聖義，有老子節解上下，説：「老君與尹喜解。」醫心方卷二十七用氣第四引養生要集引此段，亦稱出自老子尹氏内解。因老子内解、老子節解均佚，故難確知此段真實出處。

〔二〕湊爲醴泉　湊，聚合之意，廣韻：「湊，水會也，聚也。」醫心方亦作「湊」。前注老子節解作「溢」，滿溢之意。獨雲笈七籤作「漱」。從文句考慮，此後「聚爲玉漿，流爲華池，散爲精汋，降爲甘露」，其中聚、流、散、降等動詞，皆與湊、溢同，屬自然而然之動作，無人力參與；「漱」在道教多指含漱，爲主動性操作，與後文不連貫，故仍保留底本「湊」字。「醴泉」本指甘泉，此處特指口中津液。黄庭内景經「口爲玉池太和宮」務成子注云：「口中津液爲玉液，一名醴泉，亦名玉漿。貯水爲池，百節調柔，五藏和適。」本書次句「聚爲玉漿，流爲華池」，皆參此注。

〔三〕散爲精汋　穆天子傳卷一「黄金之膏」郭璞注：「金膏，亦猶玉膏，皆其精汋也。」本處醴泉、玉漿、華池、精汋、甘露皆是神奇物，若依醫心方卷二十七作「精液」，或雲笈七籤卷五十六元氣論引老子節解作「散爲津液」，文意雖通，卻難與醴泉、玉漿等並列。至於道藏本作「精浮」，應是「精汋」字誤。

〔四〕流利百脈　鹽鐵論輕重云：「灸刺稽滯，開利百脈，是以萬物流通，而縣官富實。」此處指咽唾可以使經脈通利。

中經曰〔一〕：靜者壽，躁者夭。靜而不能養減壽，躁而能養延年。然靜易御，躁難將①，盡順養〔二〕之宜者，則靜亦可養，躁亦可養〔三〕。

【注】

〔一〕中經曰　「中經」之名大約是依託於上經、下經，或外經、内經而來。如雲笈七籤卷十九老子中經第五十五云：「吾時時自案，行此三篇，三篇者，上、下、中經也。」然正文並不見於雲笈七籤本及道藏本太上老君中經；至言總卷二、雲笈七籤卷三十五引至言總均有此文，稱黃帝中經，則此文必出於黃帝中經而非老子中經也。

〔二〕順養　順性怡養之意。潛夫論慎微云：「焉不遵履五常，順養性命，以保南山之壽，松柏之茂也。」黃帝内經太素亦以順養名篇，有論云：「夫治民與治自，治彼與治此，治小與治大，治國與治家，未有逆而能治者也，夫惟順而已矣。順者，非獨陰陽脈論氣之逆順也，百

① 將　雲笈七籤作「持」。

姓人民，皆欲順其志也。」至言總卷二、雲笈七籤卷三十五引至言總均作「慎養」，似不及「順養」爲妥。

〔三〕此段論静躁壽夭，看似以「静者壽，躁者夭」爲結論，後文卻説「静而不能養減壽，躁而能養延年」，語義似通非通。因檢醫心方卷二十七大體第一引養生要集引中經，至言總卷二引黄帝中經（雲笈七籤卷三十五引至言總同），「静者壽，躁者夭」句之前，皆有長篇文字論述静躁之利弊，其中心思想乃在「盡順養之宜」，經養性延命録删減，意思有變。兹據醫心方引録全文，以備參考：「中經云：夫禀五常之氣，有静躁剛柔之性，不可易也。静者不可令躁，躁者不可令静。静躁各有其性，違之則失其分，恣之則害其生。故静之弊在不開通；躁之弊在不精密。治生之道，順（至言總作「慎」）其性，因其分，使抑引隨宜，損益以漸，則各得其適矣。（此前至言總多「然」字）静者壽，躁者夭。静而不能養減壽，躁而能養延年。然静易御，躁難將，順（至言總作「慎」）養之宜者，静亦可養，躁亦可養也。」

韓融元長曰〔一〕：酒者，五穀之華，味之至也，亦能損人〔二〕。然美物難將而易過，養性所宜慎之〔三〕。

【注】

〔一〕韓融元長曰　博物志方士云：「潁川陳元方、韓元長，時之通才也。所以並信有仙者，其兒時所傳聞，河南密縣有成公，其人出行，不知所至，復來還，語其家云：我得仙。因與家人辭訣而去，其步漸高，良久乃没而不見。至今密縣人傳其仙去。二君並信有仙，蓋由此也。」後漢書韓韶傳云：「子融，字元長，少能辯理而不爲章句學，聲名甚盛，五府並辟，獻帝初，至太僕。年七十卒。」宋書陶潛傳云：「潁川韓元長，漢末名士，身處卿佐，八十而終，兄弟同居，至於没齒。」醫心方卷二十九醉酒禁第八引養生要集有此，作「潁川韓元長曰」。至言總卷三亦有此，作「潁川韓融字元長曰」。

〔二〕亦能損人　醫心方卷二十九醉酒禁第八引養生要集在此句前有「故能益人」四字，至言總卷二作「亦能益人」。此疑是養性延命録作者有意删去，故不另出校。

〔三〕然美物難將而易過，養性所宜慎之　醫心方、至言總皆無此句。至言總卷三在「酒可以和諸藥物」段落中引用「潁川韓融字元長曰」，止於「亦能益人，亦能損人」。醫心方卷二十九醉酒禁第八引養生要集引「潁川韓元長曰」，在「亦能損人」句後，尚有：「節其分劑而飲之，宣和百脈，消邪卻冷也。若升量轉久，飲之失度，體氣使弱，精神侵昏。物之交驗，無過於酒也。宜慎，無失節度。」此句之後，方爲「又云」。按醫心方引書體例，「節其分劑而飲之」云云，皆屬於「潁川韓元長曰」。又檢醫心方卷三十五穀部第一酒條引養生要集云，雖無「潁川韓元長曰」，但正文皆與卷二十九同，亦證明「節其分劑而飲之」云云爲養生要集原文。故疑養性延命録作者將此繁瑣文句化裁爲「然美物難將而易過，養性所宜慎之」。

邵仲湛①曰〔一〕：五穀充肌體而不能益壽，百藥療疾延年而不②甘口。甘口充肌③者，俗人④所珍；苦口〔二〕延年者，道士之所寶。

【注】

〔一〕邵仲湛曰　邵仲湛其人不詳，雲笈七籤作邵仲堪，醫心方卷二十九調養第一引養生要集有「鄐仲堪曰」。朱越利認爲皆爲殷仲堪之訛。殷仲堪，東晉人，曾爲荊州太守，亦知醫，撰殷荊州要方。朱越利云：「養性延命録之雲笈七籤本，邵仲湛寫作邵仲堪，醫心方第二十九卷輯養生要集引鄐仲堪，可知名『仲堪』爲確。其他醫書中分別出現浩仲堪方、浩京

---

① 湛　雲笈七籤作「堪」。

② 不　雲笈七籤作「不能」。

③ 甘口充肌　雲笈七籤作「充肌甘口」。

④ 人　此字後雲笈七籤多「之」字。

方、褚仲堪方、殷仲堪方等。有人認爲養性延命録所輯應是浩京字仲堪者，其餘均爲形聲相近而訛傳的僞名。我以爲，應是東晉孝武帝寵任之殷仲堪。據柯氏影印大觀本草陶弘景序，殷仲堪作商仲堪，避宋太祖之父趙弘殷名諱。在養性延命録中，商、邵二字音近而混，遂誤爲邵仲堪。據三洞珠囊卷一引陳馬樞道學傳第十六卷佚文曰：『殷仲堪者，陳郡人也，爲太子中庶子。少奉天師道，受治及正一，精心事法，不吝財賄。家有疾病，躬爲章符，往往有應。鄉人及左右或請爲之，時行周救，弘益不少也。』晉書第八十四卷殷仲堪傳，亦曰仲堪陳郡人，少奉天師道，至死猶篤，躬學醫術，究其精妙，執藥揮淚，竟眇一目。道學傳和本傳所記殷仲堪的信仰、愛好，與養性延命録所輯關於道士寶藥的觀點，恰好一致。隋書經籍志曰：『殷荆州要方一卷，殷仲堪撰，亡。』該段蓋爲殷荆州要方佚文。」朱意養生要集、養性延命録原本皆作殷仲堪，宋代避諱改爲商仲堪，「商」與「邵」音近致訛，再訛爲「部」。其説可商。首先，醫心方，日本永觀二年由丹波康賴進呈，當宋太宗太平興國九年，所據文獻皆唐代流入日本國者，醫心方寫作部仲堪，必不會與避宋諱有關。第二，醫心方引養生要集寫作部仲堪，因「部」、「邵」、「浩」字形相近，養生要集原本究竟是何字，確不可知，但應非「殷」字之訛。第三，今日所見養性延命録傳本有二，一是收入道藏洞神部方法類「臨」字號之兩卷本，一是收入雲笈七籤卷三十二之節録本，後者是張君房編成大宋天宮寶藏以後，選道書精華編輯而成。利用檢索系統可以發見，雲笈七籤並不避

「殷」字，「殷」在全書出現十餘次，如卷二太上老君開天經云：「夏禹之後而有殷湯，殷湯之後而至周初。」並未寫作「商湯」，可見張君房編雲笈七籤時似不會專門將養性延命録中之殷仲堪改寫爲商仲堪，再被傳抄或刊刻成邵仲堪。以上基本排除避諱改字之可能，又有無可能養生要集原書即將殷仲堪誤寫爲邵仲堪，後人因襲而不察？因陶弘景養性延命録乃是據養生要集删節編次而成，陶顯然瞭解殷仲堪其人，但他仍然照抄邵（郜）仲堪，若非馬虎，則他一定知道，邵仲堪與殷仲堪各是一人。另據外臺秘要卷二十四提到千金翼之王不留行散爲「浩仲堪方」，千金要方卷二十二、千金翼方卷二十三皆有此方，均稱「浩仲堪方」。若説此諸書中浩仲堪皆是殷仲堪之訛寫，實在難以令人信服。故我意邵仲湛、邵仲堪、郜仲堪、浩仲堪同是一人，而殷仲堪别是一人。

〔二〕苦口　韓非子外儲説左上云：「夫良藥苦於口，而智者勸而飲之，知其入而已己疾也。」此處以「苦口」隱射「良藥」，即前句説「百藥療疾延年而不甘口」。

素問曰〔一〕：黄帝問岐伯曰：「余聞上古之人，春秋皆百歲而動作不衰，謂血氣猶盛也〔二〕。今時之人，年始半百動作皆衰者，時世異耶？將人之失耶〔三〕？」岐伯曰：「上古之人，其知道者，法則陰陽，和於術數，房中交接之法〔四〕。飲食有節，起居有度，不妄動作〔五〕，故能形與神俱盡，終其天命，壽過百歲〔六〕。今時之人則不然，以酒爲漿，以妄爲常，醉以入房，以慾竭其精，以好散其真〔七〕，不知持滿，不時御神，務快其心，逆①於陰陽，治生②起居無節無度〔八〕，故半百而衰也。」

【注】

〔一〕素問曰　此段出自黄帝内經素問上古天真論。

〔二〕謂血氣猶盛也　此注不知出於何人，至言總卷二亦引素問此段，此句後有注云：「血氣而壯。」意思相同。素問上古天真論云：「所以能年皆度百歲而動作不衰者，以其德全不危也。」

〔三〕將人之失耶　今本素問作「人將失之耶」。千金要方卷二十七養性序引素問作「將人失之也」。至言總卷二同今本素問。三種句式，以本書作「將人之失耶」文意最通，意即：今人年方半百而動作衰邁，是時代的原因呢，抑或人自身的過失呢？素問注釋匯粹引胡澍素問校義云：「當作『將人失之耶』，與下文『將天數然也』同一文法。」

---

① 逆　原作「遊」，雲笈七籤作「逆」，素問上古天真論亦作「逆」，因據改。

② 治生　原作「生治」，雲笈七籤作「治生」。因「生治」不辭，姑據雲笈七籤倒乙。丁光迪校注本改作「生活」，謂「治」是「活」之訛寫，然「生活起居」是今人用法，故非妥當。此數句與今本素問上古天真論頗有差別，今本作：「……逆於生樂，起居無節，故半百而衰也。」至言總卷二小字注釋與養性延命録同，證明同一文獻來源，然此數句則與今本素問同，故無助於校勘。本書如此寫法，究竟是依據素問別傳本，或編著者臆改，不得而知。

〔四〕房中交接之法　本書將「術數」解釋爲房中術，至言總卷二同。王冰注釋云：「術數者，保生之大倫，故修養者必謹先之。」

〔五〕不妄動作　今本素問作「不妄作勞」。至言總卷二同今本素問。據林億新校正云：「按，全元起注本云：『飲食有常節，起居有常度，不妄不作。』太素同。楊上善云：『以理而取聲色芳味，不妄視聽也。循理而動，不爲分外之事。』」楊上善云云，正可以解釋本書之「不妄動作」。

〔六〕故能形與神俱盡，終其天命，壽過百歲　今本素問作「故能形與神俱，而盡終其天命，度百歲乃去」。至言總卷二略同於今本素問。據黄帝内經靈樞天年論人百歲終其天年而死有云：「百歲五藏皆虚，神氣皆去，形骸獨居而終矣。」此即本書「形與神俱盡」之意，今本素問「俱盡」之間多一「而」字，文意有差。

〔七〕以慾竭其精，以好散其真　此兩句是對前述「以酒爲漿，以妄爲常，醉以入房」等不良行爲之總結。「慾」，略同於「欲」，素問亦寫作「欲」，泛指嗜欲、情欲，並不專指性慾。本書之使用「慾」，似有强調性慾之意。「以好散其真」，今本素問作「以耗散其真」，至言總卷二同今本。據林億新校正云：「耗字甲乙經作好。」後世校勘家多同意「好」爲正字，嗜好之意。

〔八〕逆於陰陽，治生起居無節無度　今本素問作「逆于生樂，起居無節」。王冰即依「生樂」爲注釋云：「快於心欲之用，則逆養生之樂矣。」與本書有所不同。按，「生樂」見於吕氏春秋知士：「此劑貌辨之所以外生樂，趨患難故也。」呂氏春秋之「生樂」指「生生之樂」，王冰注素問亦用此意，具體化爲「養生之樂」，皆無不妥。然「生樂」如何能被「逆」，各家注釋委屈其説，不得確解，若取本書「逆於陰陽」，則文從意順。姑記於此，以俟素問研究者。

老君①曰〔一〕：人生大期，百年爲限，節護之者，可至千歲〔二〕，如膏之用小炷與大耳〔三〕。衆人大言而我小語〔四〕，衆人多煩而我少記〔五〕，衆人悖暴而我不怒，不以人事累意，不修仕祿之業②〔六〕，淡然無爲，神氣自滿，以爲不死之藥，天下莫我知也〔七〕。

無謂幽冥，天知人情；無謂闇昧，神見人形；心言小語，鬼聞人聲；犯禁滿千，地收人形〔八〕。人爲陽善，吉③人報之；人爲陰善，鬼神報之。人爲陽惡，賊④人治之；人爲陰惡，鬼神治之〔九〕。故天不欺人，依以影；地不欺人，依以響〔一〇〕。

① 君　雲笈七籤作「子」。
② 仕祿之業　雲笈七籤作「君臣之義」。
③ 吉　雲笈七籤作「正」。
④ 賊　雲笈七籤作「正」。

【注】

〔一〕老君曰　此段與老子無關，主要内容亦不見於其他道經，唯千金翼方卷十二養性禁忌第一引録全文，千金要方卷一大醫精誠第二節引其中「人行陽德」云云一段，皆稱老子曰或老君曰。

〔二〕人生大期，百年爲限，節護之者，可至千歲　此意謂人之正常壽命爲百歲，若將養得宜，乃可達千歲。千金翼方此句作：「人生大限百年，節護者可至千歲。」

〔三〕如膏之用小炷與大耳　此句用比喻手法説明若能節護則壽命可至千歲。「膏」指油燈，「炷」即燈芯，意謂人之壽命正常者百齡，養護得宜可以千歲，譬如油燈，用粗大燈芯則燃燒快，改用細小燈芯則燃燒緩慢。千金翼方作「如膏用小炷之與大炷」，意思較爲分明。

〔四〕衆人大言而我小語　大言與小語相對，指説話聲音之高低。真誥卷十云：「夫學道唯欲嘿然養神。閉氣使極，吐氣使微。又不得言語大呼唤，令人神氣勞損。」即是戒大言宜小語之意。

〔五〕衆人多煩而我少記　多煩與少記相對，「煩」指煩惱，「記」意爲記識，引申爲記掛、牽掛意。千金翼方作「多繁」、「小記」，意思稍有不同。

〔六〕不以人事累意，不修仕禄之業　前句指不受世俗瑣碎之干擾；後句指不攀仕宦之途，雲笈七籤作「不修君臣之義」，意思亦同。千金翼方作：「不以不事累意，不臨時俗之儀。」其中「不事」疑是「人事」之訛，後句意思稍别。

〔七〕以爲不死之藥，天下莫我知也　千金翼方作「以此爲不死之藥」，意思更分明。從「衆人大言而我小語」至「淡然無爲神氣自滿」，皆是「不死之藥」，而「天下莫我知」。此句以後另是一主題，提行以醒眉目，丁光迪校注本亦在此提行。

〔八〕此數句告誡幽冥之中有鬼神監督，故應該不欺暗室。句中「小語」與前「衆人大言而我小語」意思不同，此處指私語，乃至内心想法。千金翼方作：「無謂闇昧，神見我形；勿謂小語，鬼聞我聲；犯禁滿千，地收人形。」較本書少「無謂幽冥，天知人情」八字。按，此段内容與赤松子中誡經相合，經云：「凡人逐日私行善惡之事，天地皆知其情。暗殺物命，神見其形；心口意語，鬼聞人聲；犯禁滿百，鬼收其精；犯禁滿千，地録人形；日行諸惡，枷鎖立成。此陰陽之報也。皇天以誡議，故作違犯，則鬼神天地禍之也。」

〔九〕所謂陽善、陽惡，指公開爲人所知之善與惡。陰善、陰惡則反之。論衡雷虚云：「人有陰過，亦有陰善。有陰過，天怒殺之；如有陰善，天亦宜以喜賞之。」此數句談論善惡「報應」，其中心意思，行衆所周知之善惡，由社會實施賞罰；而隱匿之善惡，則由鬼神執行賞罰。此句千金要方作：「人行陽德，人自報之；人行陰德，鬼神報之。人行陽惡，人自報之；人行陰惡，鬼神報之。」千金翼方作：「人爲陽善，人自報之；人爲陰善，鬼神報之。人爲陽惡，人自治之；人爲陰惡，鬼神治之。」其中行陽善、陽惡之報應主持者各書不同，寓意頗有差别，此有待深入研究者。

〔一〇〕故天不欺人，依以影；　地不欺人，依以響　此句千金翼方作：「故天不欺人，示之以影；地不欺人，示之以響。」洞真太上素靈洞元大有妙經則作：「天不欺人，示之以響；　地不欺人，應之以影。」赤松子中誡經述説尤詳：「故天不欺物，示之以影：　晝夜陰陽，雷電雨雪，虹霓交暈，日月薄蝕，彗孛飛流，天之信也。　地不欺物，示之以響：　應及生萬物，江河流注，乃至枯涸，山崩地動，惡風振木，飛沙走石，水澇蟲蝗，飢荒天旱，瘴癘災疫，地之信也。」

老君曰〔一〕：人修善積德而遇其凶禍者，受先人之餘殃也；犯禁爲惡而遇其福者，蒙先人之餘福①也〔二〕。

【注】

〔一〕老君曰　此段亦僅見於千金翼方卷十二養性禁忌第一。千金翼方從「人生大限百年」開始，不分段落，在「地不欺人，示之以響」句後，尚有「人生天地氣中，動作喘息皆應於天，爲善爲惡天皆鑒之」一句，其後接「人有修善積德而遭兇禍者」云云。

① 福　原作「殃」，據雲笈七籤改。千金翼方卷十二亦作「福」。

〔二〕千金翼方在此段之後，尚有結論：「故善人行不擇日，至兇中得兇中之吉，入惡中得惡中之善。惡人行動擇時日，至吉中反得吉中之兇，入善中反得善中之惡。此皆自然之符也。」按，本段討論禍福因緣，儒家以易坤卦概括最詳：「積善之家必有餘慶，積不善之家必有餘殃。」本文所稱「餘福」，亦餘慶之意，後漢書黄香傳云：「遭值太平，先人餘福，得以弱冠特蒙徵用。」早期道教以「承負」解説禍福，大意相同。太平經卷三十九解師策書訣第五十云：「承者爲前，負者爲後。承者，迺謂先人本承天心而行，小小失之，不自知，用日積久，相聚爲多，今後生人反無辜蒙其過讁，連傳被其災，故前爲承，後爲負也。」本段爲儒家「餘慶」、「餘殃」，道教承負學説之具體闡釋。

名醫敘病論曰〔一〕：世人不終耆壽，咸多夭殁者〔二〕，皆由不自愛惜，忿争盡意〔三〕，邀名射利，聚毒攻神〔四〕，内傷骨髓①，外貶②筋肉，血氣將無，經脈便擁③〔五〕，肉理④空疏，惟招

---

① 髓　雲笈七籤作「體」，千金翼方卷十五作「髓」。
② 貶　雲笈七籤作「乏」。千金翼方卷十五作「敗」，似當作「敗」。
③ 擁　雲笈七籤作「壅」，千金翼方卷十五亦作「壅」。
④ 肉理　雲笈七籤作「内裏」，千金翼方卷十五作「皮裏」。

蠱①疾〔六〕，正氣日衰，邪氣日盛矣。不異舉滄波以注爝火，頹華嶺②而斷涓流〔七〕，語其易也，甚於茲矣。

【注】

〔一〕名醫敘病論曰　名醫敘病論其書不詳，引文内容亦見於千金翼方卷十五敘虚損論第一，以「論曰」引起，未注明出自何書，文字小有出入，異文附記於注釋項。

〔二〕世人不終耆壽，咸多夭殁者　耆壽即老壽，與夭殁相對。千金翼方作：「凡人不終眉壽，或致夭殁者。」

〔三〕忿争盡意　忿争即忿怒相争之意，淮南子本經訓云：「逮至衰世，人衆財寡，事力勞而養不足，於是忿争生。」此言「忿争盡意」，即恣意忿争。千金翼方作「竭情盡意」，意思有别。按，「竭情盡意」與次句「邀名射利」駢偶，包含情、意、名、利之放縱，於意爲長。

〔四〕聚毒攻神　「聚毒」當取周禮天官「聚毒藥以供醫事」之意，此似專指有毒有害之藥。「攻神」見漢武帝内傳：「暴則使氣奔而攻神，是故神擾而氣竭。」

〔五〕血氣將無，經脈便擁　千金翼方作：「血氣將亡，經絡便壅。」「擁」同「壅」，堵塞意。

---

① 蠱　雲笈七籤作「衆」，千金翼方卷十五作「蠹」。

② 嶺　雲笈七籤作「嶽」，千金翼方卷十五亦作「嶽」。

〔六〕肉理空疏，惟招蟲疾　千金翼方作：「皮裏空疏，惟招蠱疾。」按，「肉理」見素問生氣通天論：「營氣不從，逆於肉理，乃生癰腫。」注釋家以「肉理」爲「腠理」，故不必從雲笈七籤作「内裏」，從千金翼方作「皮裏」。至於「蟲疾」、「衆疾」、「蠱疾」皆能通，無從判斷矣。

〔七〕不異舉滄波以注爝火，頽華嶺而斷涓流　「爝火」指小火，莊子逍遥遊云：「日月出矣，而爝火不息，其於光也，不亦难乎。」爝火與涓流相對，見後漢書酷吏列傳：「夫涓流雖寡，浸成江河；爝火雖微，卒能燎野。」此處以爝火、涓流喻「正氣」，即生命現象，以滄波、華嶺喻「邪氣」，邪氣摧殘正氣，輕而易舉也。

彭祖曰〔一〕：道不在煩〔二〕，但能不思衣、不思食，不思聲、不思色，不思勝、不思負，不思失、不思得，不思榮、不思辱〔三〕，心不勞、形不極〔四〕，常導引納①氣胎息②爾，可得千歲〔五〕；欲長生無限者，當服上藥〔六〕。

【注】

〔一〕彭祖曰　醫心方引養生要集多處引用「彭祖曰」，大約是彭祖經一類養生書。神仙傳謂黃

① 納　雲笈七籤作「内」。

② 胎息　雲笈七籤作「息但」，則宜標點作：「……常導引内氣息，但爾可得千歲。」

山君修習彭祖之術，「彭祖既去，乃追論其言爲彭祖經」。本段不見於醫心方引文。千金要方卷二十七調氣法第五、雲笈七籤卷三十三攝養枕中方、枕中記皆有近似文字，亦由「彭祖曰」引起。

〔二〕道不在煩　攝養枕中方與枕中記皆作「至道不煩」。

〔三〕此段文字以本書最爲繁瑣，千金要方作：「但能不思衣食，不思聲色，不思勝負，不思曲直，不思得失，不思榮辱。」攝養枕中方減省爲：「但不思念一切，則心常不勞。」枕中記同。

〔四〕心不勞、形不極　千金要方作：「心無煩，形勿極。」攝養枕中方與枕中記以「心不勞」作爲不思衣食、聲色等之後果，此略有不同者。

〔五〕常導引納氣胎息，爾可得千歲　千金要方作：「而兼之以導引，行氣不已，亦可得長年，千歲不死。」攝養枕中方作：「又復導引行氣胎息，真爾可得千歲。」枕中記作：「又復導引，行氣不息，直爾可得千歲。」由此看本書「爾」字前恐奪「直」字，則宜標點作：「常導引納氣胎息，直爾可得千歲。」

〔六〕欲長生無限者，當服上藥　千金要方無此句，另以「凡人不可無思，當以漸遣除之」結束。攝養枕中方作：「更服金丹大藥，可以畢天不朽。」攝養枕中方「大藥」即「上藥」。乃知本書之「上藥」專指金丹大藥，非本草經所謂之「上品藥」。

仲長統曰〔一〕：蕩六情五性①〔二〕，有心而不以之思，有口而不以之言，有體而不以之安〔三〕。安之而能遷〔四〕，樂之而不愛。以之圖之，不知日之益也，不知物之易也〔五〕，彭祖、老聃庶幾〔六〕，不然，彼何爲與人者同類，而與人者異壽〔七〕。

【注】

〔一〕仲長統曰　仲長統，字公理，後漢山陽高平人，後漢書有傳，著昌言三十四篇。此其佚文。醫心方引養生要集亦曾引用「仲長統曰」，本書此文恐亦由養生要集轉引。

〔二〕蕩六情五性　三國志魏志高堂隆傳云：「夫六情五性，同在於人，嗜欲廉貞，各居其一。」白虎通性情云：「人禀陰陽氣而生，故内懷五性六情。」仁義禮智信爲五性，喜怒哀樂愛惡爲六情。文選文賦「及其六情底滯」句，注引仲長子昌言：「喜怒哀樂好惡，謂之六情。」「蕩」即蕩除之意，後漢書仲長統傳謂其：「安神閨房，思老氏之玄虚；呼吸精和，求至人之仿佛。」故欲蕩滌「五性」，亦無不妥，雲笈七籤改爲「蕩六情之者」，似刻意爲之。

〔三〕有體而不以之安　此句不甚能解，蓋「有心而不以之思」以來皆同一句式，勉强翻譯作：「雖有心而不用來思考，雖有口而不用來言辭，雖有身體而不用來安適放逸。」

〔四〕安之而能遷　此句出自禮記曲禮上：「積而能散，安安而能遷。」簡言之，不執著於安適。

① 五性　雲笈七籤作「之者」。

〔五〕不知日之益也，不知物之易也　時日推移，事物變易，皆渾然不知。

〔六〕彭祖、老聃庶幾　蕩滌六情五性，渾渾噩噩，如此境界，大約也只有彭祖、老聃能夠達到。

〔七〕不然，彼何爲與人者同類，而與人者異壽　抱朴子内篇對俗亦有類似説法：「至於彭、老，猶是人耳，非異類而壽獨長者，由於得道，非自然也。」

陳紀元方曰〔一〕：百病横夭，多由飲食〔二〕。飲食之患，過於聲色。聲色可絶之踰年，飲食不可廢之一日。爲益亦多，爲患亦切〔三〕。多則切傷，少則增益〔四〕。

【注】

〔一〕陳紀元方曰　陳紀，字元方，後漢末潁川人，陳寔子，與弟陳諶（字季方）齊名，撰有陳子數萬言。醫心方卷二十九引養生要集引「潁川陳紀〔元〕方云」，至言總卷三引「潁川陳紀字元方曰」，文字略異。雲笈七籤卷三十三攝養枕中方、枕中記、神仙食炁金櫃妙録亦有此，但未注出處。

〔二〕百病横夭，多由飲食　醫心方引養生要集、至言總卷三、攝養枕中方、枕中記、神仙食炁金櫃妙録等並作：「百（或作「萬」）病横生，年命横夭，多由飲食（或多「之患」二字）。」此或是養生要集乃至陳紀之原文，養性延命録删節爲「百病横夭，多由飲食」八字。

〔三〕爲益亦多，爲患亦切　切，深也。意指飲食好處多，害處亦深。醫心方引養生要集作：

「當時可益亦交，爲患亦切。」疑有訛誤。其餘諸書文字小異，意思皆同於本書，不煩引。可注意者，本書正文止於此。醫心方引養生要集尚有：「美物非一，滋味百品，或氣勢相伐，觸其禁忌，成瘀毒。緩者積而成疢，急者交患暴至。飲酒啖棗，令人昏悶，此其驗也。」至言總卷三作：「審滋味百品，或氣勢相伐，觸其禁忌，便成疹毒。緩者積而疹，急者交而暴。至於飲酒啖棗，令人昏悶，此甚驗也。」攝養枕中方作：「且滋味百品，或氣勢相伐，觸其禁忌，更成沉（枕中記作『酖』）毒。緩者積年而成病，急者災患而卒至也。」神仙食炁金櫃妙録文字同攝養枕中方，但另起一行。諸書文字雖有出入，但係陳紀之原文無疑，養生要集引文亦完整，而養性延命録則有所删節。

〔四〕多則切傷，少則增益　此陶弘景注釋，意飲食過量有大傷害，少則有益。從上條諸書完整引文看，陳紀之原意並非如此。

張湛云〔一〕：凡脱貴勢①者〔二〕，雖不中邪，精神内傷，身心死亡：，非妖禍②外侵，直由冰炭内

① 脱貴勢　雲笈七籤作「貴權勢」。

② 禍　雲笈七籤作「殃」。

煎，則自崩傷中嘔血也①〔三〕。**始富後貧，雖不中邪，皮焦筋出，委辟②爲攣。**貧富之於人，利害猶輕③於權勢，故痾疹損於形骸而已④〔四〕。**動勝寒，静勝熱，能動能静，所以長生。精氣清淨，乃與道合**〔五〕。

【注】

〔一〕張湛曰　此段「動勝寒」以前正文皆出自黄帝内經素問疏五過論，至言總卷二、雲笈七籤卷三十五引至言總，皆有此並小字注釋；「動勝寒」云云則由老子化裁。從文意看，兩段之間毫無聯繫，疑有錯簡。

〔二〕凡脱貴勢者　當依素問作「貴脱勢」，至言總卷二亦作「凡貴脱勢者」云云。因底本「脱貴勢」意思亦通，故不改。其他作「貴權勢」者皆誤，亦不與小字注釋相合，明此後人誤改，非陶弘景原文如此。素問原文：「診有三常，必問貴賤。封君敗傷，及欲侯王。故貴脱勢，雖不中邪，精神内傷，身必敗亡。始富後貧，雖不傷邪，皮焦筋屈，痿躄爲攣。」此句素問注釋滙粹引高世栻素問直解云：「謂昔身貴，今則脱勢也。」

① 也　雲笈七籤無。
② 辟　雲笈七籤作「癖」。
③ 輕　原無，據雲笈七籤、至言總卷二補。
④ 而已　雲笈七籤作「而已矣」。

〔三〕此陶弘景注釋。至言總卷二作：「非妖禍外至，直由冰炭内結，則傷崩中嘔血而亡者也。」意思較通順。

〔四〕此亦陶弘景注釋。至言總卷二作：「貧富之於人，利害猶輕於權勢，故疾痾止於形骸而已矣。」兩種版本養性延命録皆奪「輕」字，遂致文意含混。按，據素問疏五過論云：「嘗貴後賤，雖不中邪，病從内生，名曰脱營；嘗富後貧，名曰失精。」

〔五〕此句出於老子第四十五章：「躁勝寒，静勝熱，清静爲天下正。」從内容看，似與前「中經曰，静者壽，躁者夭」云云有關。

莊子曰〔一〕：真人其寢不夢。

【注】

〔一〕莊子曰　莊子大宗師云：「古之真人，其寢不夢，其覺無憂。」

慎子云〔一〕：晝無事者夜不夢。

【注】

〔一〕慎子云　漢書藝文志法家類有慎子四十二篇。此其佚文。

張道人〔一〕年百數十，甚翹壯也，云：養性之道，莫久行、久坐、久卧、久視①、久聽，莫强食飲，莫大沈②醉，莫大愁憂，莫大哀思，此所謂能中和〔二〕。能中和者，必久壽也〔三〕。

【注】

〔一〕張道人　其人不詳。本段「養性之道」云云略同於千金要方卷二十七道林養性，亦見於雲笈七籤卷三十三引攝養枕中方、枕中記、太清道林攝生論等。養生類纂卷上總叙養生將本條與上條相連，文末注釋出於慎子。

〔二〕千金要方卷二十七道林養性云：「養性之道，莫久行久立，久坐久卧，久視久聽。蓋以久視傷血，久卧傷氣，久立傷骨，久坐傷肉，久行傷筋也。仍莫强食，莫强酒，莫强舉重，莫憂思，莫大怒，莫悲愁，莫大懼，莫跳踉，莫多言，莫大笑，勿汲汲於所欲，勿悁悁懷忿恨，皆損壽命。若能不犯者，則得長生也。」太清道林攝生論云：「養性之道，莫久行久立，久坐久卧，久聽久視。莫再食，莫强食，莫大醉，莫舉重，莫憂思，莫大怒悲愁，莫大歡喜，莫跳踉，莫多哭，莫汲汲於所欲，莫悁悁懷忿恨，皆損壽命。若能不犯，則長生也。」枕中記云：「養

① 久視　雲笈七籤無。
② 沈　雲笈七籤無。

生之道，勿久行、久坐、久聽、久視，不强食，不强飲，亦不可憂思愁哀。」與正文一樣，似皆同一來源，詳略不同耳。

〔三〕能中和者，必久壽也　此與上引諸書不同，强調「中和」，似有儒家思想之滲入。禮記中庸云：「喜怒哀樂之未發，謂之中；發而皆中節，謂之和。中也者，天下之大本也；和也者，天下之達道也。致中和，天地位焉，萬物育焉。」

仙經曰〔一〕：我命在我不在①天。但愚人不能知此。道爲生命之要，所以致百病風邪者，皆由恣意極情，不知自惜，故虚損生也〔二〕。譬如枯朽之木，遇風即折；將崩之岸，值水先頽。今若不能服藥，但知愛精節情，亦得一二百年壽也〔三〕。

【注】

〔一〕仙經曰　「仙經」一詞屢見於道經，直至宋、元道書仍然使用，然今本道藏本無此書。大約可有兩種解釋：早期道經之一種；道書之泛稱。此處所引「我命在我不在天」究竟屬於何種情況，難於確定。抱朴子内篇黄白引龜甲文云：「我命在我不在天，還丹成金億萬年。」老子西昇經亦有「我命在我，不屬天地」之説。細繹文意，「但愚人不能知」以後，皆是

① 在　此後雲笈七籤有「於」字。

「我命在我不在天」之發揮，非仙經原文。此段各書標點不一，我意可分爲四個層次：仙經云「我命在我不在天」，可歎愚人不知；而此道（指自己對生命之把握）正是養生之關鍵，故遭罹百病風邪，原因都在自己不知愛惜，而致損害；進一步用枯木、崩岸爲比喻；結論，不用金丹藥物，自我愛惜，也能長壽。

〔二〕陶弘景本草經集注序録云：「舉動之事，必皆慎思，飲食男女，最爲百痾之本。致使虚損内起，風濕外侵，以共成其害。」①太上養生胎息氣經云：「我命在我，有萬病者，皆由恣意，不知保惜。今人唯知服藥，不知愛保精髓。保精髓者，以致延命。」取意與本段正同。

〔三〕但知愛精節情，亦得一二百年壽也　雲笈七籤卷五十六元氣論引仙經：「我命在我，保精受②氣，壽無極也。」即是此意。

張湛養生集敘曰〔一〕：養生大要：一曰嗇神，二曰愛氣〔二〕，三曰養形，四曰導引，五曰言語，六曰飲食，七曰房室，八曰反俗〔三〕，九曰醫藥，十曰禁忌。過此已往，義可略焉。

【注】

〔一〕張湛養生集敘曰　「養生集敘」當是養生要集敘之簡稱。此文亦見千金翼方卷十二養性

① 本草經集注序録異文甚多，此據尚志鈞輯校本。
② 受　養生類纂卷二引仙經即作「愛」。

禁忌第一，其略云：「張湛稱養性，繕寫經方，在於代者甚衆，嵇叔夜論之最精，然辭旨遠不會近。余之所言，在其義與事歸，實録以貽後代。不違情性之歡，而俯仰可從；不棄耳目之好，而顧眄可行。使旨約而贍廣，業少而功多，所謂易則易知，簡則易從。故其大要，一曰嗇神，二曰愛氣，三曰養形，四曰導引，五曰言論，六曰飲食，七曰房室，八曰反俗，九曰醫藥，十曰禁忌。過此已往，未之或知也。」

〔二〕愛氣　論衡道虚云：「世或以老子之道爲可以度世，恬淡無欲，養精愛氣。」嵇康答難養生論云：「内視反聽，愛氣嗇精。」

〔三〕反俗　六臣注文選嵇康養生論「曠然無憂患，寂然無思慮，又守之以一，養之以和，和理日濟，同乎大順」句鍾會曰：「反俗以入道，然乃至於大順也。」此處指與習俗相反。

青牛道士言〔一〕：人不欲使樂〔二〕，樂人不壽，但當莫强健①爲力所不任〔三〕，舉重引强〔四〕，掘地苦作，倦而不息，以致筋骨疲竭耳。然於②勞苦，勝於逸樂也〔五〕。能從朝至暮，常有所爲，使之不息乃快〔六〕，但覺極，當息，息復爲之，此與導引無異也。夫流水不

① 健　雲笈七籤無。

② 於　雲笈七籤無。醫心方引養生要集作「過於」，養性延命録訓注據補作「過於」。

腐，户樞不朽者〔七〕，以其勞動數故也〔八〕。飽食不用坐與卧〔九〕，欲得行步、務作以散之；不爾，使人得積聚不消之疾〔一〇〕，及手足痺蹷〔一一〕，面目黧皯①〔一二〕，必損年壽也〔一三〕。

【注】

〔一〕青牛道士言　青牛道士見下條注釋。此段至「以其勞動數故也」之前，見醫心方卷二十七養形第三引養生要集，後文則見卷二十九飽食禁第七引養生要集，皆云引青牛道士。丁光迪校注本在此處提行，甚爲妥當，本書從之。

〔二〕人不欲使樂　樂，指逸樂，相對下文勞苦而言。

〔三〕但當莫强健，爲力所不任　此句雲笈七籤、養生類纂引養性延命録皆無「健」字，然據醫心方引養生要集作：「但當莫强健，爲其氣力所不任。」故作「强健」有所本，且能通，故不删。此處「强健」指强作雄健，逞强意。

〔四〕舉重引强　「引强」，引弓之意。後漢書梁翼傳李賢注：「挽滿，猶引强也。」抱朴子内篇極言云：「力所不勝，而强舉之，傷也。」與本書説「爲力所不任，舉重引强」同意。

〔五〕然於勞苦，勝於逸樂也　此句雲笈七籤、養生類纂引養性延命録皆作：「然勞苦勝於逸樂也。」醫心方引養生要集則作：「然過於勞苦，遠勝過於逸樂也。」二者意思小别，後句更强

---

①　皯　雲笈七籤作「皺」。

調逸樂之害，然文句稍冗，陶弘景所編養性延命録究竟照録養生要集原文，或有所删削，不得而知。姑據底本，不作改動。

〔六〕使之不息乃快　醫心方引養生要集作：「使足不息乃快。」似不及正文妥貼，記録異文備參。

〔七〕夫流水不腐，户樞不朽者　吕氏春秋盡數云：「流水不腐，户樞不螻，動也。」

〔八〕至言總卷二引真人曰：「人①欲少勞，但莫大疲，及强所不堪耳。人食畢，當行步躊躇，有所循爲快也。故流水不腐，户樞不蠹，其勞動故也。」太清道林攝生論、千金要方卷二十七道林養性説者略同。枕中記云：「常須日夕有所營爲，不住爲佳，不可至疲極，不得太安，無所爲也。故曰，流水不腐，户樞不蠹，以其勞動不息也。」所論皆與正文接近。

〔九〕飽食不用坐與卧　至言總卷二引真人曰：「養性之道，不欲飽食便卧，及終日久坐，皆損壽也。」

〔一〇〕至言總卷二引真人曰：「食畢但當行步，計使十數里往來。飽食即卧生百病，不消散，久成積聚。」

〔一一〕手足痺蹷　吕氏春秋本生云：「出則以車，入則以輦，務以自佚，命之曰招蹷之機。」盡數

① 人　原無，據雲笈七籤卷三十五引至言總補。

云：「處足則爲痿爲躄。」注：「躄，逆疾也。」痺躄不常用，或爲「痺躄」之訛，黄帝内經素問玉版論要篇云：「搏脉，痹躄，寒熱之交。」意爲肢體麻木疼痛，足跛不能行。

〔一二〕面目黧皯　諸病源候論卷二十七引養生方云：「飽食而坐，不行步有所作務，不但無益，乃使人得積聚不消之病，及手足痺，面目棃皯。」

〔一三〕醫心方卷二十九引養生要集引青牛道士云：「飽食而坐，乃不以行步及有所作務，不但無益而已，乃使人得積聚不消之病，及手足痺躄，面目棃皯，損賊年壽也。」

皇甫隆問青牛道士〔一〕，青牛道士姓封字君達，其養性法則可施用①〔二〕。大略云〔三〕：體欲常勞，食欲常少，勞無過極，少無過虚〔四〕。去肥濃，節鹹酸，減思慮，捐②喜怒，除馳逐，慎房室〔五〕。武帝行之有效〔六〕。

【注】

〔一〕皇甫隆問青牛道士　據三國志魏志倉慈傳注引魏略，魏嘉平中，安定皇甫隆曾作敦煌太

---

① 其養性法則可施用　底本爲大字，雲笈七籤作小字，從文意判斷，作爲小字注釋更通順，因據改。然仍有可存疑處，詳注釋項討論。

② 捐　雲笈七籤作「損」。

守。千金要方卷二十七養性序第一載魏武與皇甫隆令曰：「聞卿年出百歲，而體力不衰，耳目聰明，顔色和悦，此盛事也。所服食施行導引，可得聞乎？若有可傳，想可密示封内。」二説年代略有參差，此或傳聞異辭，或嘉平中作敦煌太守之皇甫隆别是一人。青牛道士即封君達，傳見後漢書方術列傳，李賢注引漢武帝内傳云：「封君達，隴西人，初服黄連五十餘年，入鳥舉山，服水銀百餘年，還鄉里，如二十者。常乘青牛，故號青牛道士。」

〔二〕其養性法則可施用　道藏本爲大字，本書據雲笈七籤改爲小字。正文亦見於博物志卷五：「皇甫隆遇青牛道士，姓封名君達，其與養性法皆可倣用。大略云……」又，至言總卷二云：「青牛道士封君達曰：其養性之法即可施用，其大略……」若養生要集原文亦如此，則本書「其養性法則可施用」亦當爲大字正文。且存疑。

〔三〕大略云　正文除見於博物志卷五、至言總卷二外，亦見於雲笈七籤卷三十三攝養枕中方、枕中記、神仙食炁金櫃妙録等。

〔四〕體欲常勞，食欲常少，勞無過極，少無過虚　「食欲常飢，體欲常勞」見春秋繁露天地之行第七十八，青牛道士進一步補充，多勞少食固然佳，但不宜過度。博物志作「體欲常少，勞無過虚」，似當爲「體欲常勞，少無過虚」。

〔五〕「慎房室」句後，博物志、至言總、枕中記、攝養枕中方、神仙食炁金櫃妙録皆有「春夏施瀉，秋冬閉藏」八字，此或陶弘景删去，養生類纂引養性延命録亦無此。

〔六〕武帝行之有效　博物志同。至言總作：「則可幾於道矣。」據博物志知此爲魏武帝，非漢武帝也。養生類纂引養性延命録誤作「武氏行之有效」。

彭祖曰〔一〕：人之①受氣〔二〕，雖不知方術，但養之得理，常壽一百二十歲〔三〕，不得此者，皆傷之也。少復曉道，可得二百四十歲；復微加藥物〔四〕，可得四百八十歲。嵇康亦云：導②養得理，上可壽千歲，下可壽百年③〔五〕。

【注】

〔一〕彭祖曰　正文見醫心方卷二十七用氣第四引養生要集引彭祖曰，亦見神仙傳卷一彭祖。

〔二〕人之受氣　醫心方引作「人之愛氣」，實是「受」之訛寫。「受氣」即秉受自然之氣，黃帝內經靈樞營衛生會云：「人受氣於穀，穀入於胃，以傳與肺，五藏六府，皆以受氣，其清者爲營，濁者爲衛。」莊子秋水云：「吾未嘗以此自多者，自以比形於天地，而受氣於陰陽。」

〔三〕常壽一百二十歲　前文引老君「人生大期，百年爲限」，此則言「常壽一百二十歲」。前者

---

①之　雲笈七籤無。
②導　雲笈七籤作「道」。
③年　雲笈七籤作「歲」。

同於莊子盜跖：「人上壽百歲，中壽八十，下壽六十。」後説見太平經解承負訣云：「上壽百二十，中壽百年，下壽八十。」文選注引養生經黄帝曰亦同。

〔四〕復微加藥物　神仙傳作「能加之」，神仙傳校釋據養性延命録作「復微加藥物」，遂認爲神仙傳傳本有脱訛。今按，正文先説「少①復曉道」便能得壽二百四十；「加之」，即更加「曉道」，壽命倍增亦屬合理；此句後神仙傳尚有「盡其理者，可以不死」。壽命由一百二十而倍之，再倍之，至無窮，取决於「曉道」之多寡，並無不妥。其可注意者，醫心方亦作「復能加之」，引文出自養生要集，無論養生要集與神仙傳孰爲先後，皆證明神仙傳作「能加之」不誤。至於養性延命録作「復微加藥物」，恐是陶弘景編書時憑己意添改。

〔五〕此句見嵇康養生論：「至於導養得理，以盡性命，上獲千餘歲，下可數百年，可有之耳。」

彭祖曰〔一〕：養壽之法，但莫傷之而已〔二〕。夫冬温夏凉，不失四時之和，所以適身也〔三〕。

【注】

〔一〕彭祖曰　正文見醫心方卷二十七大體第一引養生要集引彭祖曰，亦見神仙傳卷一彭祖。雲笈七籤在「所以適身也」句後，直接與次條「重衣厚褥」相連，缺「彭祖曰」三字，故王文

① 少　醫心方、神仙傳並作「小」。

宏、崔志光評注本誤與下條合併。今按，醫心方引養生要集本條「彭祖曰」甚長，將其割裂爲若干段，此其第一段；「重衣厚褥」云云，單獨一條，由「又云彭祖曰」引起。

〔二〕養壽之法，但莫傷之而已　抱朴子内篇極言引仙經曰：「養生以不傷爲本。」與此同意。神仙傳作：「養壽之道，但莫傷之而已。」

〔三〕醫心方引養生要集、神仙傳在此句之後尚有「美色淑姿，悠閒娛樂……故絶其源也」云云，爲養性延命録删去。

彭祖曰①〔一〕：重衣厚褥，體不堪②苦，以致風寒之疾；厚味脯腊，醉飽厭飫，以致聚結之病③〔二〕；美色妖孋④，嬪妾盈房，以致虚損之禍；淫聲哀音，怡心悦耳，以致荒耽之惑〔三〕；馳騁遊觀，弋獵原野，以致荒狂之失〔四〕；謀得戰勝，兼弱取亂〔五〕，以致驕逸之敗。蓋聖賢或失其理也〔六〕，然養生之具〔七〕，譬猶水火，不可失適，反爲害耳〔八〕。

---

① 彭祖曰　雲笈七籤無。

② 堪　原作「勞」，雲笈七籤、醫心方、枕中記、攝養枕中方並作「堪」，養生類纂引養性延命録亦同，因取「堪」爲正；神仙食炁金櫃妙録作「甘」。

③ 病　雲笈七籤作「疾」。

④ 孋　雲笈七籤作「麗」。

【注】

〔一〕彭祖曰　正文見於醫心方卷二十七大體第一引養生要集引彭祖曰；亦見於雲笈七籤卷三十三引攝養枕中方、枕中記、神仙食炁金櫃妙籙，皆由「彭祖曰」引起，但末句有異。

〔二〕以致聚結之病　醫心方、枕中記、攝養枕中方、神仙食炁金櫃妙録並作「疝結之病」，而兩本養性延命録及養生類纂引養性延命録皆作「聚結之病」，此不應視爲版本訛誤，當是養生要集原文作「疝」，並爲諸書引用，而陶弘景編輯養性延命録時改爲「聚」。據諸病源候論積聚諸病候云：「積聚痼結者，是五藏六府之氣已積聚於内，重因飲食不節，寒温不調，邪氣重沓，牢痼盤結者也。若久即成癥。」又癥瘕諸候云：「癥者，由寒温失節，致府藏之氣虚弱，而食飲不消，聚結在内，染漸生長。」此見聚結之病確與飲食不節有關，或即陶弘景改「疝結」爲「聚結」之理由。

〔三〕以致荒耽之惑　大戴禮記少間謂紂王「不率先王之明德」，而「荒躭于酒，淫泆於樂」。

〔四〕馳騁遊觀，弋獵原野，以致荒狂之失　其説源自老子第十二章：「馳騁畋獵，令人心發狂。」

〔五〕兼弱取亂　語出尚書仲虺之誥：「兼弱攻昧，取亂侮亡。」

〔六〕蓋聖賢或失其理也　兩本養性延命録及養生類纂引養性延命録皆作此；醫心方作「蓋聖賢戒失其理者也」；枕中記、攝養枕中方、神仙食炁金櫃妙録並作「蓋聖人戒其失理」，其後接「可不思以自勗也」。此亦不應視爲版本訛誤，當是養生要集原文作「戒」，並爲諸書引用，而陶弘景編輯養性延命録時改爲「或」。兩字意思迥然不同：使用「戒」字者，謂聖賢皆以上述「重衣厚褥」等爲戒；使用「或」字者，謂聖賢偶然也有上述過失。分析正文，「謀得戰勝，兼弱取亂，以致驕逸之敗」句，出自尚書仲虺之誥：「佑賢輔德，顯忠遂良，兼弱攻昧，取亂侮亡，推亡固存，邦乃其昌。」此在儒家爲聖賢之正面主張，道家譏之，謂將招致「驕逸之敗」。陶弘景改「戒」爲「或」，恐是出於以上考慮。

〔七〕然養生之具　醫心方作「然此養生之具」，較爲通順。此處「養生之具」，與「生生之具」同意，指維持生命不可或缺者，包括前面所説衣、食、色、聲、遊玩、争鬥諸項。

〔八〕譬猶水火，不可失適，反爲害耳　水火亦是「生生之具」，故用來舉例。千金要方卷二十六云：「百姓日用而不知，水火至近而難識。」取譬方法相同。神仙傳卷一彭祖云：「凡此之類，譬猶水火，用之過當，反爲害耳。」其中「用之過當」句，太平御覽卷七百二十引作「可否失適」。

彭祖曰〔一〕：人不知道〔二〕，徑①服藥損傷〔三〕，血氣不足，肉②理空疏〔四〕，髓腦不實，內已先病，故爲外物所犯，風寒酒色以發之耳。若本充實，豈有病乎？

【注】

〔一〕彭祖曰　正文亦見於神仙傳卷一彭祖。

〔二〕人不知道　此「道」即前所説「少復曉道」之道，亦即「養壽之法（道）」。老子第七十一章「聖人不病，以其病病，是以不病」句，河上公注：「小人不知道意，而忘行强知之事以自顯著，內傷精神，減壽消年也。」神仙傳無此句，徑與下句相連，作「人不知其經脈損傷……」。

〔三〕徑服藥損傷　依養性延命録，則後文之「血氣不足、肉理空疏，髓腦不實」等，皆是「服藥」所致損傷。而據神仙傳，則「經脈損傷」與「血氣不足」等併列。兩説孰爲是非，不得而知。

〔四〕肉理空疏　詳前名醫敘病論條「肉理空疏」注釋，神仙傳亦誤作「內理空疏」。

仙人曰〔一〕：罪莫大于淫，禍莫大於貪，咎莫大於讒〔二〕。此三者，禍之車〔三〕，小則危身，大則危家。

---

① 徑　雲笈七籤作「經」。

② 肉　雲笈七籤作「內」。

若欲延年少病者〔四〕，誡勿施精，施精命夭殘〔五〕；勿大温，消骨髓；勿大寒，傷肌肉；勿咳唾，失肥液①〔六〕；勿卒呼，驚魂魄；勿久泣，神悲慼②；勿恚怒，神不樂；勿念内，志恍惚〔七〕。能行此道，可以長生。

【注】

〔一〕仙人曰　此應是兩條，爲醒眉目，分作兩段。「大則危家」以前，見於無上秘要卷七修真養生品引妙真經，又見卷四十九三皇齋品；亦見至言總卷五功過引妙真經；復見於雲笈七籤卷八十九、九十、九十二。「若欲延年少病者」之後，計有「誡勿施精」等八項禁忌。今按，醫心方卷二十七雜禁第十一引養生要集引神仙圖之二十八禁，三洞衆戒文卷下之十三禁文，皆包括此八項禁忌。

〔二〕咎莫大於讒　無上秘要引妙真經作「咎莫大於僭」，雲笈七籤卷八十九、九十、九十二均作「僭」。至言總引妙真經作「惜」，恐亦是「僭」之訛寫。

〔三〕此三者禍之車　無上秘要卷四十九三皇齋品作：「此謂載禍之舟車也。」意思更分明。

〔四〕若欲延年少病者　醫心方引養生要集引神仙圖「二十八禁」無此句，三洞衆戒文卷下之

---

① 肥液　雲笈七籤作「肌汁」，取捨理由，請詳注釋項討論。

② 慼　雲笈七籤作「蹙」。

「十三禁文」開篇即説：「仙人曰：夫欲延壽長生，避諸禁忌如右。」其十三禁内容並録於此，後不復繁載：「禁無施精命夭没，禁無大食炁脉閉，禁無大飲膀胱急，禁無大温消髓骨，禁無大寒傷肌肉，禁無寒食生病結，禁無欬唾失肌汁，禁無久視令目矇，禁無久聽聰明閉，禁無久泣神悲慼，禁無卒呼驚魂魄，禁無内念志恍惚，禁無恚怒神不樂。」

〔五〕誡勿施精，施精命夭殘　醫心方作：「禁無施精，命夭。」

〔六〕勿咳唾，失肥液　醫心方作：「禁無咳唾，失肥汁。」雲笈七籤作：「勿咳唾，失肌汁。」養生類纂引雲笈七籤亦作：「勿咳唾，失肌汁。」按，「肌汁」無解，「肥液」見於諸病源候論卷十四淋病諸候：「膏淋者，淋而有肥狀似膏，故謂之膏淋，亦曰肉淋。此腎虚不能制於肥液，故與小便俱出也。」

〔七〕勿念内，志恍惚　醫心方作：「禁無久念，志恍惚。」

食戒篇第二①

真人曰〔一〕：雖常服藥物〔二〕，而不知養性之術，亦難以長生也。養性之道，不欲飽食

① 雲笈七籤無此篇。

便卧及終日久坐，皆損壽也〔三〕。人欲小勞，但莫至疲及强所不能堪勝耳〔四〕。人食畢，當行步躊躇〔五〕，有所修爲爲快也〔六〕。故流水不腐，户樞不朽蠹，以其勞動數故也〔七〕。故人不要夜食〔八〕。

食畢但當行中庭，如數里可佳〔九〕。飽食即卧，生百病，不消成積聚也〔一〇〕。食欲少而數，不欲頓多，難銷〔一一〕。常如飽中飢、飢中飽。故養性者，先飢乃食，先渴而飲〔一二〕。恐覺飢乃食，食必多；盛渴乃飲，飲必過〔一三〕。食畢當行，行畢使人以粉摩腹數百過，大益也〔一四〕。

【注】

〔一〕真人曰　本條與教誡篇第一「青牛道士言」條有所重複，與本篇後文内容亦有重複，大約養生要集取材於多種著作，談論具體養生事項則不免大同小異也。此條文字後世各書多有引録，全文見至言總卷二、太清道林攝生論。雲笈七籤卷三十五引至言總止於「飽食即卧生百病也」。外臺秘要卷十一將息禁忌論止於「先渴後飲」，皆有節略。千金要方卷二十七道林養性將文字裁割，分散於篇中。此條内容亦零星見於醫心方引養生要集。除丁光迪校注本外，其餘各本皆不分段。今據文意並參考諸書引用情況，將其分爲四段。此後每條内之分段提行皆循此原則，不專注明。

〔二〕雖常服藥物　至言總卷二及雲笈七籤引至言總、外臺秘要皆作「雖當服餌」，千金要方作「雖常服餌」，太清道林攝生論作「雖常餌」。按，此種句式爲道書介紹某種法術時所常用，如抱朴子内篇釋滯云：「雖服名藥，而復不知此要，亦不得長生也。」

〔三〕養性之道，不欲飽食便卧及終日久坐，皆損壽也　醫心方卷二十九專門有飽食禁一篇。又，真誥卷五甄命授云：「君曰：食愼勿使多，多則生病；飽愼便卧，卧則心蕩，心蕩多失性。食多生病，生病則藥不行。欲學道者，愼此未服食時也。」皆以飽食爲禁忌。

〔四〕人欲小勞，但莫至疲及强所不能堪勝耳　此與前篇青牛道士「但當莫强健爲力所不任」云云，意思相近。

〔五〕人食畢，當行步躊躇　躊躇，莊子外物云：「聖人躊躇以興事，以每成功。」疏：「躊躇者，從容也。」後文引真人言：「食訖踟躇，長生。」與此同意。

〔六〕有所修爲爲快也　修爲，修行意。抱朴子内篇序云：「至於時有好事者，欲有所修爲，倉卒不知所從。」無上秘要卷三十一遇經宿分品云：「既得暫聞至道，亦不能修爲，爲不能久。」至言總及雲笈七籤引至言總並作：「人食畢，行步躊躇，有所循爲快也。」文中「循」或是「修」之訛寫。千金要方將此前後數句調整爲：「食畢當行步躊躇，計使中數里來。行畢，使人以粉摩腹上數百遍，則食易消，大益人，令人能飲食，無百病，然後有所修爲爲快也。」

〔七〕故流水不腐，户樞不朽蠹，以其勞動數故也　教誡篇第一引青牛道士語已有此，詳該條注釋。

〔八〕故人不要夜食　此爲夜食禁忌。既云「不要夜食」，則後句「食畢但當行中庭」，另説一事，非指夜食畢散步中庭也，故另提行。需説明者，外臺秘要作「人不得每夜食」，「每」，指經常，則可與下句連讀。此外如神仙食炁金櫃妙録引彭祖曰：「夜勿以食，若食則行約五里者，無病損也。」枕中記作：「夜勿食，若食即行五六里無病。」因有「若」字表虚擬，則可與下句連讀。醫心方卷二十九專有「夜食禁」，引養生要集云：「夜食恒不飽滿，令人無病，此是養性之要術也。」此言夜食忌飽，與本文説「不要夜食」不同。

〔九〕食畢但當行中庭，如數里可佳　此句雲笈七籤引至言總作：「食畢但當行步，計使中數里往來。」太清道林攝生論同。至言總卷二作：「食畢但當行步，計使十數里往來。」疑皆同一底本，傳抄訛誤。

〔一〇〕飽食即卧，生百病，不消成積聚也　前已説「不欲飽食便卧」，此又重複立言。似仍以外臺秘要所言較合理：「人不得每夜食，食畢即須行步，令稍暢而坐卧。若食氣未消，而傷風或醉卧，當成積聚百疾，或多霍亂，令人暴吐。」

〔一一〕食欲少而數，不欲頓多，難銷　千金要方表述較爲清楚：「食欲數而少，不欲頓而多，則難銷也。」外臺秘要略同。「頓」，據漢語大字典引古今韻會舉要引增韻：「頓，食一次也。」此處與「數」相對，指每日用餐頻度，意即：應該少吃多餐，不要一次吃許多，難於消化。三元延壽參贊書卷三引陶隱居云：「食戒欲麤並欲速，寧可少飡相接續。莫教一飽頓充腸，損氣傷心非爾福。」

〔一二〕故養性者，先飢乃食，先渴而飲　此乃是解釋如何做到前句所説「飽中飢、飢中飽」狀態，意思與次條青牛道士言「食不欲過飽，故道士先飢而食也；飲不欲過多，故道士先渴而飲也」全同。外臺秘要無「飽中飢、飢中飽」句，説法仍有不同：「善養性者，皆先候腹空，積飢乃食；先渴後飲。」

〔一三〕恐覺飢乃食，食必多；盛渴乃飲，飲必過　各書皆無此句，疑是小字，用來解釋前句「先飢乃食，先渴而飲」者，蓋如枕中記、神仙食炁金櫃妙録引「彭祖曰」皆提倡：「飢乃食，渴乃飲。」言論與本説相反，故需要有所解釋。

〔一四〕食畢當行，行畢使人以粉摩腹數百過，大益也　至言總作：「食畢當行，行畢使人以粉摩腹上數百遍，易消，大益人。令人能食，無病。」按，古人傅粉若無特殊説明，當是米粉，齊民要術卷五種紅藍花梔子第五十二有作米粉法，「作香粉，以供粧摩身體」。本書後文提到：「以粉塗身，即身體輕便，腹中思食。」「以粉塗身，消穀食益，除百病。」（均見導引按摩篇第五）

青牛道士言〔一〕：食不欲過飽，故道士先飢而食也；飲不欲過多，故道士先渴而飲也〔二〕。食畢行數百步中益也〔三〕。暮食畢，行五里許乃卧，令人除病〔四〕。凡食，先欲得食熱食，次食温暖食，次冷食。食熱暖食訖，如無冷食者，即吃冷水一兩嚥，甚妙。若能恒記，即是養性之要法也〔五〕。凡食，欲得先微吸取氣，嚥一兩嚥，乃食，主無病〔六〕。

【注】

〔一〕青牛道士言　「食不欲過飽」至「令人除病」見醫心方卷二十九調食第一引養生要集引青牛道士言。養性延命録訓注單獨列爲一條，丁光迪校注本亦在此提行。因次段「凡食先欲得食熱食」云云，似亦與醫心方引青牛道士有關，故本書僅分段提行，不另列條文。

〔二〕食不欲過飽，故道士先飢而食也；飲不欲過多，故道士先渴而飲也　抱朴子内篇極言云：「不欲極飢而食，食不過飽；不欲極渴而飲，飲不過多。」與本説相同，三元延壽參贊書卷三乃有進一步發揮：「善養性者，先渴而飲，飲不過多，多則損氣，渴則傷血。先飢而食，食不過飽，飽則傷神，飢則傷胃。」

〔三〕食畢行數百步中益也　醫心方作：「食已畢，行數百步中益人多也。」其「中」字費解。

〔四〕暮食畢，行五里許乃卧，令人除病　醫心方作：「暮食畢，步行五里乃卧，便無百病。」

〔五〕檢各書未見此説，醫心方卷二十九調食第一引養生要集引青牛道士云：「食恒將熱，宜人易消，勝於習冷也。」道藏本寶生要録論飲食門引青牛道士云：「人欲先飢而後食，先渴而後飲，不欲强食、强飲故也。又不欲先進熱食而隨餐冷物，必冷熱相攻而爲患。凡食，先熱食，次温食，方可少餐冷食也。」此亦論冷熱食，主張熱勝於冷，不得已乃先熱食，次温食，次冷食，立論與本書大異。同爲青牛道士語，何得相反如此，令人費解。

〔六〕凡食，欲得先微吸取氣，嚥一兩嚥，乃食，主無病　長生胎元神用經云：「每欲食時，先須咽三五口炁，與食爲主，兼吞三二顆生黑豆，引炁通三焦，和臟腑，明目，驅趁惡物，消穀食以助正炁，功用不可備舉。太清經中别有方法。」此即本書食時咽氣之法，引文提到太清經，亦陶弘景所撰。千金要方卷二十七道林養性第二云：「每欲食，送氣入腹，每欲食氣爲主人也。」或是前説之節略。

真人言〔一〕：熱食傷骨，冷食傷藏，熱物灼脣，冷物痛齒〔二〕。

食訖踟躕，長生〔三〕。

飽食勿大語〔四〕。

大飲則血脈閉，大醉則神散〔五〕。

【注】

〔一〕真人言　千金翼方卷十二養性禁忌第一有此段，文字略同，故養性延命録訓注、王文宏、崔志光評注本皆以此爲一條，從之，仍根據文意細分爲小段。

〔二〕熱食傷骨，冷食傷藏，熱物灼脣，冷物痛齒　千金翼方作：「熱食傷骨，冷食傷肺，熱無灼脣，冷無冰齒。」後兩句意思迥然不同。醫心方卷二十九調食第一引養生志云：「食冷勿令齒痛，冷則傷腸；食熱勿灼脣，熱則傷骨。」異説備參。

〔三〕食訖踟躇，長生　千金翼方作：「食畢，行步踟躕，則長生。」亦參本書前條「人食畢，當行步躊躇」注釋。

〔四〕飽食勿大語　千金翼方作：「食勿大言。」千金要方卷二十七道林養性第二云：「食上不得語，語而食者，常患胸背痛。」

〔五〕大飲則血脈閉，大醉則神散　千金翼方作：「大飽血脈閉……大醉神散越，大樂氣飛揚，大愁氣不通。」

春宜食辛〔一〕，夏宜食酸，秋宜食苦，冬宜食鹹〔二〕，此皆助五藏，益血氣，辟諸病。食酸鹹甜苦，即不得過分食〔三〕。

春不食肝，夏不食心，秋不食肺，冬不食腎，四季不食脾〔四〕。如能不食此五藏，尤順天理。

【注】

〔一〕此兩段論四季宜食與四季食禁，故合併爲一條。養性延命録訓注與後文「燕不可食……亦不宜殺之」爲一條；王文宏、崔志光評注本乃止於「醉卧不可當風……皆損人」。

〔二〕春宜食辛，夏宜食酸，秋宜食苦，冬宜食鹹　此五行理論之用於攝生者，然四季宜食滋味，各説不一。如醫心方卷二十九四時宜食引崔禹錫食經云：「春七十二日，宜食酸鹹味；夏七十二日，宜食甘苦味；秋七十二日，宜食辛鹹味；冬七十二日，宜食鹹酸味；四季十八日，宜食辛苦甘味。」枕中記引八素云：「春宜食辛（原注：辛能散也），夏宜食鹹（原注：鹹能潤也），長夏宜食酸（原注：酸能收也），秋宜食苦（原注：苦能堅也），冬宜食甘肥（原注：甘能緩中而長肌肉，肥能密理而補中），皆益五臟而散邪氣矣。」另，千金要方卷二十霍亂第六論云：「經曰：春不食辛，夏無食鹹，季夏無食酸，秋無食苦，冬無食甘。此不必全不食，但慎其太甚耳。」説法與本書大不同，録出備參。又，本書僅言辛酸苦鹹，或受禮記影響，禮記内則云：「凡和，春多酸，夏多苦，秋多辛，冬多鹹，调以滑甘。」亦以辛酸苦鹹以應四季，唯次序稍異。

〔三〕食酸鹹甜苦，即不得過分食　抱朴子内篇極言云：「五味入口，不欲偏多，故酸多傷脾，苦多傷肺，辛多傷肝，鹹多則傷心，甘多則傷腎，此五行自然之理也。凡言傷者，亦不便覺也，謂久則壽損耳。」

〔四〕春不食肝，夏不食心，秋不食肺，冬不食腎，四季不食脾　語見金匱要略卷十禽獸蟲魚禁忌並治第二十四，其後尚有云：「辯曰：春不食肝者，爲肝氣王，脾氣敗。若食肝，則又補肝，脾氣敗尤甚，不可救。又肝王之時，不可以死氣入肝，恐傷魂也。若非王時，即虚，以肝補之佳。餘藏準此。」

燕不可食〔一〕，入水爲蛟蛇所吞，亦不宜殺之〔二〕。

【注】

〔一〕此句看不出與前後文關係，故單獨一條。

〔二〕燕不可食，入水爲蛟蛇所吞，亦不宜殺之　此句亦見金匱要略卷十禽獸蟲魚禁忌並治第二十四，作：「燕肉勿食，入水爲蛟龍所吞。」博物志卷四食忌云：「人食鷰肉，不可入水，爲蛟龍所吞。」本草經集注燕屎條陶弘景注云：「凡燕肉不可食，令人入水爲蛟龍①所吞，亦不宜殺之。」陶弘景之説最與本書相似，本書「蛟蛇」或爲「蛟龍」之訛。

---

①　龍　證類本草卷十九無，和寫本新修本草有之，據補。

飽食訖即卧[一]，成病，背痛[二]。

飲酒不欲多，多即吐，吐不佳[三]。

醉卧不可當風，亦不可用扇，皆損人[四]。

【注】

[一] 此皆酒食禁忌，故併爲一條。養性延命録訓注止於後文「不幸傷絶藏脈損命」。

[二] 飽食訖即卧，成病，背痛　「飽食即卧，生百病」，前文已兩見，本條説法稍異。外臺秘要卷十七引養生方云：「飲食了，勿即卧，久作氣病，令人腰疼痛。」至言總卷三云：「飽食竟，勿即卧，久作氣病，令背痛。」皆與本書相同。

[三] 飲酒不欲多，多即吐，吐不佳　千金要方卷二十七道林養性第二云：「飲酒不欲使多，多則速吐之爲佳，勿令至醉，即終身百病不除。」太清道林攝生論亦云：「飲酒不欲使多，多則速吐之爲佳。」兩書皆謂酒醉嘔吐爲佳，與本書相反，故丁光迪本將此句修改爲：「飲酒不欲多，多即速吐之爲佳。」然據抱朴子内篇極言云：「沉醉嘔吐，傷也。」則又與本書近似，故校改爲「速吐之爲佳」，理由不足。

[四] 醉卧不可當風，亦不可用扇，皆損人　抱朴子内篇極言云：「不欲飲酒當風。」醫心方卷二九醉酒禁第八引養生要集云：「酒醉不可當風，當風使人發音喑不能言。」又云：「夏日飲酒大醉流汗，不得以水洗沃，及持扇引風，成病。」證類本草卷二十五酒條引孟詵食療本草

云：「當酒卧，以扇扇，或中惡風。」太清道林攝生論亦云：「醉不可以接房，又不可當風卧，不可久扇之，皆即得病也。」

白蜜勿合李子同食〔一〕，傷五内〔二〕。

【注】

〔一〕此合食禁忌，與前後文關聯不大，因單獨一條。王文宏、崔志光評注本從此句開始，至「雞兔犬肉不可合食」爲一條。

〔二〕白蜜勿合李子同食，傷五内　醫心方卷二九合食禁第十一引養生要集云：「李實不可合蜜合食，傷五内。」千金要方卷二十六食治引黄帝云：「李子不可和白蜜食，蝕人五内。」

醉不可强食〔一〕，令人發癰疽生瘡〔二〕。

醉飽交接，小者令人面皯、咳嗽；不幸傷絶藏脈，損命〔三〕。

凡食，欲得恒温暖，宜入易銷，勝於習冷〔四〕。凡食，皆熟勝於生，少勝於多〔五〕。

飽食走馬成心癡〔六〕。

飲水勿忽咽之，成氣病及水癖〔七〕。

人食酪，勿食酢，變爲血瘀及尿血〔八〕。

食熱食，汗出，勿洗面，令人失顔色，面如蟲行〔九〕。

食熱食訖，勿以醋漿漱口，令人口臰及血齒〔一〇〕。

【注】

〔一〕此皆食物、飲酒禁忌，併爲一條。養性延命録訓注亦止於此。

〔二〕醉不可强食，令人發癰疽生瘡　醫心方卷二十九醉酒禁第八引養生要集云：「酒已醉，勿强飽食之，不幸，則發疽。」千金要方卷二十七道林養性第二云：「醉不可强食，或發癰疽，或發瘖，或生瘡。」太清道林攝生論同。

〔三〕醉飽交接，小者令人面皯、咳嗽；　不幸傷絶藏脈，損命　「藏脈」，素問熱論云：「治之各通其藏脈，病日衰已矣。」黄帝内經太素卷二十五云：「量其熱病在何藏之脈，知其所在，即於脈以行補寫之法，病衰矣。」此即指五藏及其相應之脈。此句太清道林攝生論作：「醉飽交接，小者面皯、咳嗽；大者傷絶藏脈，損命。」千金要方道林養性作：「醉不可以接房，醉飽交接，小者面皯、咳嗽，大者傷絶藏脈，損命。」醫心方引養生要集云：「飽食醉酒，酒食未散，以仍媾精，皆成百病。」

〔四〕凡食，欲得恒温暖，宜入易銷，勝於習冷　醫心方卷二十九調食第一引養生要集引青牛道士云：「食恒將熱，宜人易消，勝於習冷也。」丁光迪校注本據此改爲「宜人」，然「宜入」亦通，姑仍之。

〔五〕凡食皆熟勝於生少勝於多　道藏本保生要録云：「凡食，温勝冷，少勝多，熟勝生，淡勝鹹。」其説或出於本書。

〔六〕飽食走馬成心癡　醫心方卷二十九飽食禁第七引養生要集引青牛道士云：「飽食不可疾走，使人後日食入口則欲如廁。」説法與本書不同，另條云：「傷飢，卒飽食，久久成心瘕（别本作『癡』）及食癖病。」至言總卷三云：「傷飢卒飽，久成心瘕及癖；飽食走馬，久成心瘕。」要修科儀戒律鈔卷九略同。

〔七〕飲水勿忽咽之成氣病及水癖　醫心方卷二十九飲水禁第十引養生要集云：「凡飲水勿急咽之，立成氣及水瘕。」諸病源候論卷十三引養生方云：「飲水勿急咽，久成氣病。」至言總卷三云：「飲水勿急咽，久成氣病及水瘕。瘕者，癥也。」諸書皆作「急」，本書則寫作「忽」，意思小别，未知是著者有意爲之，或偶然筆誤。

〔八〕人食酪，勿食酢，變爲血痰及尿血　醫心方卷二十九合食禁第十一引養生要集云：「食甜酪勿食大醋，變爲血尿。」諸病源候論卷二十七引養生方云：「人食甜酪，勿食大酢，必變爲尿血。」千金要方卷二十六引黄帝云：「食甜酪竟，即食大酢者，變作血瘕及尿血。」丁光迪校注本據此改「血痰」爲「血瘕」，證據似不充足，蓋宋刻新雕孫真人千金方此句作「變作血澹及尿血」，而此書「痰」皆刻作「澹」，乃知本書「變爲血痰」並非孤證，不必改爲「血瘕」也。

〔九〕食熱食汗出勿洗面令人失顏色面如蟲行　至言總卷三云：「熱食出，勿洗面，失顏色及面無光，又如蟲行。」要修科儀戒律鈔卷九作：「熱食汗出，勿洗面，失顏色，及覺面上如蟲行。」保生要録略同。

〔一〇〕食熱食訖勿以醋漿漱口令人口臭及血齒　醫心方卷二十九合食禁第十一引養生要集云：「食熱訖，勿以冷醋漿漱口，令人口内齒臭。」千金要方卷二十七道林養性第二云：「熱食訖，以冷酢漿漱口者，令人口氣常臭，作䘌齒病。」太清道林攝生論作：「熱食訖，以冷水、酢漿漱口者，令人口氣恒臭，並作䘌齒。」

馬汗息〔一〕及馬毛入食中〔二〕，亦能害人〔三〕。

雞兔犬肉不可合食〔四〕。

爛茆屋上水滴浸者脯，名曰鬱脯，食之損人〔五〕。

【注】

〔一〕汗息　「息」，喘息，氣息。千金要方卷二十六作「汗氣」，養生類纂引千金要方亦作「汗氣」。此即汗氣之意。

〔二〕此皆食物相妨害，併爲一條。養性延命録訓注止於後「食兔肉勿食乾姜，成霍亂」處；王文宏、崔志光評注本從「爛茆屋上水」開始，止於「令人膈上熱，骨蒸，作癰瘤」。

〔三〕馬汗息及馬毛入食中，亦能害人　千金要方卷二十六作：「一切馬汗氣及毛不可入食中，害人。」本草經集注白馬莖條説法不同：「人体有瘡，馬汗、馬氣、馬毛亦并能爲害。」

〔四〕雞兔犬肉不可合食　千金要方卷二十六作：「雞兔犬肉和食必泄利。」金匱要略卷十禽獸蟲魚禁忌並治第二十四云：「兔肉不可合白雞肉食之，令人面發黃。」

〔五〕爛茆屋上水滴浸者脯，名曰鬱脯，食之損人　醫心方卷二十九諸獸禁第十四引養生要集云：「茅屋脯名漏脯，藏蜜（密）器中名鬱脯，並不可食之。」兩説有所不同，似以後説較爲正確。抱朴子外篇良規云：「渴者之恣口於雲日之酒，飢人之取飽於鬱肉漏脯也。」此見鬱肉與漏脯各是一物，禮記内則云：「鳥皫色而沙鳴，鬱。」鄭玄注：「鬱，腐臭也。」鬱肉爲臭肉，鬱脯則臭乾肉。證類本草卷十八諸肉有毒條引陳藏器云：「漏沾脯，殺人。」故金匱要略卷十禽獸蟲魚禁忌並治第二十四治食鬱肉漏脯中毒方有注釋云：「鬱肉，密器蓋之隔宿者是也；漏脯，茅屋漏下沾著者是也。」至於「鬱脯」，據肘後方卷七解釋：「食黍米中藏脯中毒方，此是鬱脯，煮大豆一沸，飲汁數升，即解。」則專以藏於黍米中之脯爲鬱脯。此又可參醫心方卷二十九諸獸禁第十四引養生要集云：「脯勿置黍盆中，食之閉氣，傷人。」

久飢不得飽食，飽食成澼病〔一〕。飽食夜卧失覆，多霍亂死〔二〕。時病新差，勿食生魚，成痢不止〔三〕。食生魚，勿食乳酪，變成蟲〔四〕。食兔肉，勿食乾薑，成霍亂〔五〕。

【注】

〔一〕久飢不得飽食，飽食成澼病　醫心方卷二十九飽食禁第七引養生要集云：「傷飢，卒飽食，久久成心瘕及食澼病。」亦見前條「飽食走馬成心癡」句注。

〔二〕飽食夜卧失覆，多霍亂死　醫心方卷二十九飽食禁第七引本草雜禁云：「飽食，夜失覆，爲霍亂。」千金要方卷二十霍亂第六論云：「大凡霍亂，皆中食膾酪，及飽食雜物過度，不能自裁，夜卧失覆，不善將息所致，以此隕命者衆。」肘後方卷二亦有類似議論。

〔三〕時病新差，勿食生魚，成痢不止　千金要方卷十勞復第二論云：「時病新差，食生魚酢，下利必不止。」

〔四〕食生魚，勿食乳酪，變成蟲　醫心方卷二十九合食禁第十一引養生要集云：「乳酪不可合食魚膾，腸中生蟲。」又云：「乳汁不可合食生魚，及成瘕。」諸病源候論卷十八寸白蟲候云：「食生魚後即飲乳酪，亦令生之。其發動，則損人精氣，腰腳疼弱。」

〔五〕食兔肉，勿食乾薑，成霍亂　金匱要略卷十禽獸蟲魚禁忌並治第二十四云：「兔肉著乾薑食之，成霍亂。」證類本草卷十七兔頭骨條引食療本草云：「(兔)肉不宜與薑、橘同食之，令人卒患心痛，不可治也。」又云：「兔與生薑同食，成霍亂。」道藏本四氣攝生圖之神農忌慎法亦説：「兔肉與生薑同食，作霍亂。」

人食肉不用取上頭最肥者〔一〕，必衆人先目之，食者變成結氣及疰癘，食皆然〔二〕。

空腹勿食生菓，令人膈上熱、骨蒸，作癰癤〔三〕。

銅器蓋食，汗出落食中，食之發瘡、肉疽〔四〕。

觸寒未解，食熱食，亦作刺風〔五〕。飲酒熱未解，勿以冷水洗面，令人面發瘡〔六〕。

飽食勿沐髮，沐髮令人作頭風〔七〕。

【注】

〔一〕養性延命録訓注本條止於「蕎麥和豬肉食，不過三頓，成熱風」；王文宏、崔志光評注本起於「銅器蓋食」，止於「諸濕食之不見形影者，食之成疰，腹脹」。

〔二〕此句未考得出處，遵生八箋卷十引此，謂出孫真人，亦不見於千金方等；丁光迪校注本疑「文字有誤」，且存疑。

〔三〕空腹勿食生菓，令人膈上熱、骨蒸，作癰癤　醫心方卷二十九諸果禁第十二引食經云：

「空腹勿食生果，喜令人膈上熱，爲骨蒸，作癰癤。」

〔四〕銅器蓋食，汗出落食中，食之發瘡、肉疽　醫心方卷二十九諸獸禁第十四引養生要集云：「銅器蓋熱肉，汁入食中，食之發惡瘡肉疽。」至言總卷三云：「凡銅器蓋食，汗出入食中，發惡瘡、内疽。」諸病源候論卷三十二、三十五引養生方，證類本草卷五引陳藏器「銅器蓋食器上汗」條，並作「發惡瘡内疽」，異文待考。

〔五〕觸寒未解，食熱食，亦作刺風　諸病源候論卷二刺風候解釋説：「刺風者，由體虚膚腠開，爲風所侵也。其狀，風邪走徧於身，而皮膚淫躍，邪氣與正氣交争，風邪擊搏如錐刀所刺，故名刺風也。」並引養生方云：「觸寒來，寒未解，食熱物，亦成刺風。」千金要方卷二十七道林養性第二、至言總卷三略同，不煩引。

〔六〕飲酒熱未解，勿以冷水洗面，令人面發瘡　醫心方卷四治面皰瘡方第十四、卷二十九醉酒禁第八引養生要集並云：「飲酒熱未解，勿以冷水洗面，發瘡，輕者皻疱。」諸病源候論卷三十五諸惡瘡候引養生方作：「飲酒熱未解，以冷水洗面，令人面發①惡瘡，輕者皻皰。」

〔七〕飽食勿沐髮，沐髮令人作頭風　醫心方卷二十七養形第三引養生要集云：「飽食即沐髮者，作頭風病。」諸病源候論卷二頭面風候引養生方云：「飽食沐髮作頭風。」

---

① 人面發　原無，丁光迪校注諸病源候論據同書卷二十七及醫心方補。

蕎麥和豬肉食〔一〕，不過三頓，成熱風〔二〕。

乾脯勿置秫米瓮中，食之閉氣〔三〕。乾脯火燒不動，出火始動，擘之筋縷相交者，食之患人，或殺人〔四〕。

羊蹄甲①中有肉如珠子者，名羊懸筋，食之患癲癇〔五〕。

諸濕食之不見形影者，食之成疰，腹脹〔六〕。

【注】

〔一〕養性延命録訓注本條起「乾脯勿置秫米瓮中」，止於「膈上熱蒸」。

〔二〕蕎麥和豬肉食，不過三頓，成熱風　醫心方卷二十九合食禁第十一引養生要集云：「食蕎麥和豬肉，不過三日，成熱風病。」千金要方卷二十六喬麥條引黄帝云：「作面和豬羊肉熱食之，不過八九頓，作熱風，令人眉鬚落，又還生，仍稀少。」證類本草卷二十五蕎麥條云：「和豬肉食之，患熱風，脱人眉鬚。」唐慎微引孫真人云：「蕎麥合豬羊肉食，成風癩。」

〔三〕乾脯勿置秫米瓮中，食之閉氣　醫心方卷二十九諸獸禁第十四引養生要集云：「脯勿置黍瓮中，食之閉氣，傷人。」按，秫米與黍米各是一物，兩書各執一詞。據金匱要略卷十禽

---

①　蹄甲　原作「胛」，丁光迪校注本據金匱要略、千金要方改，所見甚是，從之。

獸蟲魚禁忌並治第二十四有「治黍米中藏乾脯食之中毒方」；唐律疏議卷九「造御膳者皆依食經，經有禁忌，不得輒造，若乾脯不得入黍米中」；證類本草卷十八引本草拾遺諸肉有毒條「（脯）久置黍米瓮中，令人氣閉」；同書卷二十五黍米條引食療本草「於黍米中藏乾脯，通」①，則正文當從醫心方引養生要集，以「黍米」爲正。

〔四〕乾脯火燒不動，出火始動，擘之筋縷相交者，食之患人，或殺人　醫心方卷二十九諸獸禁第十四引養生要集云：「脯炙之不動，得水復動，食之殺人。」其説本於金匱要略卷十禽獸蟲魚禁忌並治第二十四云：「諸肉不乾，火炙不動，見水自動者，不可食之。」證類本草卷十八引本草拾遺諸肉有毒條亦云：「脯曝不燥，火燒不動，入腹不銷。」本書云云似與以上諸論有關，然所增内容，如「擘之筋縷相交」，未能檢得出處。

〔五〕羊蹄甲中有肉如珠子者，名羊懸筋，食之患癲癇　金匱要略卷十禽獸蟲魚禁忌並治第二十四云：「羊蹄甲中有珠子白者，名羊懸筋，食之令人癲。」千金要方卷二十六同。

〔六〕諸濕食之不見形影者，食之成疰，腹脹　至言總卷三云：「一切温食及酒漿，臨上看，不見物影者，勿食，成卒病。若已食腹脹者，急以藥下之。」雲笈七籤卷三十五禁忌篇同。千金要方卷二十七道林養生第二云：「濕食及酒漿，臨上看之，不見人物影者，勿食之，成卒

① 此句似有脱文。

痓。若已食腹脹者，急以藥下之。」皆較本書意思明瞭，惟「濕食」與「温食」，未知孰者爲正。

暴疾後不用①飲酒〔一〕，膈上變熱〔二〕。新病差，不用食生棗、羊肉、生菜，損顏色，終身不復，多致死，膈上熱蒸〔三〕。凡食熱脂餅物，不用飲冷醋漿水，善失聲若咽〔四〕。

【注】

〔一〕養性延命録訓注本條起「凡食熱脂餅物」，止於篇末「與天同年」。王文宏、崔志光評注本起於「暴疾後不用飲酒」，亦止於篇末「與天同年」。

〔二〕暴疾後不用飲酒，膈上變熱　千金要方卷二十六穀米第四酒條引黄帝云：「暴下後飲酒者，膈上變爲伏熱。」養生類纂引千金要方同。丁光迪校注本據此改「周」爲「用」，甚是。

〔三〕新病差，不用食生棗、羊肉、生菜，損顏色，終身不復，多致死，膈上熱蒸　千金要方卷十勞復第二云：「時病新差，食生菜，令顏色終身不平復。」又云：「時病新差，食生棗及羊肉者，必隔上作熱蒸。」外臺秘要卷三天行差後禁忌方二首引千金卷十略同，唯「時病」寫作

① 用　原作「周」，丁光迪校注本據千金要方改，所見甚是，從之。王文宏、崔志光評注本亦作「用」。

「天行」。

〔四〕凡食熱脂餅物，不用飲冷醋漿水，善失聲若咽　「若咽」兩字，養性延命録訓注及丁光迪校注本皆屬下句。醫心方卷二十九合食禁第十一引養生要集云：「食熱膩物，勿飲冷醋漿，喜失聲嘶咽。」原注：「嘶者，聲敗也；咽者，氣塞咽也。」千金要方卷二十七道林養性第二云：「又諸熱食鹹物後，不得飲冷酢漿水，喜失聲，成尸咽。」按，「尸咽」別是一病，本書之「若咽」究竟是「嘶咽」或「尸咽」之訛，不得而知，然「若咽」不屬下句當無疑問。至於至言總卷三、雲笈七籤卷三十五並作：「諸熱食鹹物竟，不得飲食冷水、酢漿水，令失聲也。」或是不明「若咽」或「尸咽」之意，徑行删去者。

生蔥白合蜜食害人〔一〕，切忌〔二〕。

乾脯得水自動，殺人〔三〕。曝肉作脯，不肯燥，勿食〔四〕。

羊肝勿合椒食，傷人心〔五〕。

胡瓜合羊肉食之發熱〔六〕。

【注】

〔一〕此數句以論合食禁忌爲主，故併爲一條。其後「多食酒肉」至「與天同年」，乃是本篇總結之辭，單獨一條。

〔二〕生葱白合蜜食害人，切忌　醫心方卷二十九合食禁第十一引養生要集云：「葱薤不可合食白蜜，傷人五藏。」又云：「食生葱啖蜜，變作腹痢，氣壅如死。」其後，醫心方引文又各以蜜爲主語重説不可與生葱合食，不煩引。按，葱與蜜相妨害記載甚多，證類本草卷二十八葱實條引食療本草云：「切不得與蜜相合，食之促人氣，殺人。」千金要方卷二十六菜蔬第三葱實條引黄帝云：「食生葱即啖蜜，變作下利。食燒葱並啖蜜，擁氣而死。」又，本書云「生葱白合蜜」，而前引諸説皆不言生葱白，此是否當倒乙作「生葱合白蜜」，證據不足，姑仍之。

〔三〕乾脯得水自動，殺人　參前「乾脯火燒不動，出火始動」句注釋。

〔四〕曝肉作脯，不肯燥，勿食　亦參前「乾脯火燒不動，出火始動」句注釋。

〔五〕羊肝勿合椒食，傷人心　金匱要略卷十禽獸蟲魚禁忌並治第二十四云：「羊肝共生椒食之，破人五藏。」

〔六〕胡瓜合羊肉食之發熱　胡瓜即黄瓜，石勒諱「胡」字，遂呼爲黄瓜，説見證類本草卷二十七胡瓜葉條。元賈銘撰飲食須知卷三則言：「（南瓜）同羊肉食，令人氣壅。」本草品彙精要、本草綱目皆持此論，未知是否誤胡瓜爲南瓜者。

多酒食肉，名曰癡脂，憂狂無恒；食良藥，五穀充悦者，名曰中士，猶慮疾苦；食氣，保精存神，名曰上士，與天同年〔一〕。

【注】

〔一〕此條未詳出處，從内容看，似爲食誡篇之總結，乃將「食」分爲三個層次：恣食酒肉，屬於下士，以「癡脂」呼之，其狀憂狂無常；服藥且飲食適中者，屬於中士，仍不能免於疾病；辟穀食氣者，屬於上士，壽命無窮。

雜誡①忌禳害②祈善篇第三

久視傷血〔一〕，久卧傷氣，久立傷骨，久行傷筋，久坐傷肉〔二〕。

凡③遠思强健傷人，憂恚悲哀傷人，喜樂過差傷人，忿怒不解傷人，汲汲所願傷人，戚

① 誡 雲笈七籤作「戒」。
② 害 雲笈七籤作「災」。
③ 凡 雲笈七籤無。

戚所患傷人，寒暖失節傷人，陰陽不交傷人〔三〕。凡交，須依導引諸術〔四〕。若能避衆傷之①事，而復曉②陰陽之術，則是不死之道。

大樂氣飛颺③，大愁氣不通。用精令人氣力乏，多視④令人目盲，多睡⑤令人心煩，貪美食令人泄痢〔五〕。俗人但知貪於五味，不知⑥元氣可飲。聖人知五味之生病⑦，故不貪；知元氣可服，故閉口不言，精氣自⑧應也〔六〕。唾不嚥則氣⑨海不潤，氣⑩海不潤則津液乏，是知⑪服元氣、飲醴泉，乃延年之本也〔七〕。

① 之　雲笈七籤作「人」，此句神仙食炁金櫃妙録作「若能避衆傷人之事」。
② 曉　原無，據雲笈七籤、神仙食炁金櫃妙録補。
③ 颺　雲笈七籤作「揚」。
④ 視　雲笈七籤作「睡」。
⑤ 睡　雲笈七籤作「唾」。
⑥ 不知　此後雲笈七籤有「有」字。
⑦ 生病　雲笈七籤作「毒焉」。
⑧ 自　雲笈七籤作「息」。
⑨ 氣　原無，據雲笈七籤補。
⑩ 氣　原無，據雲笈七籤補。
⑪ 知　雲笈七籤作「以」。

【注】

〔一〕此屬總論性文字，故併爲一條，根據文意分爲三段。其文亦見於神仙食炁金櫃妙録，由「彭祖曰」引起，缺「大樂氣飛颺」至「貪美食令人洩痢」，及「唾不嚥則氣海不潤」至「乃延年之本也」數句。養性延命録訓注、王文宏、崔志光評注本皆以此爲本篇第一條，不分段。

〔二〕久視傷血，久卧傷氣，久立傷骨，久行傷筋，久坐傷肉 此見黄帝内經素問宣明五氣篇：「五勞所傷，久視傷血，久卧傷氣，久坐傷肉，久立傷骨，久行傷筋，是謂五勞所傷。」亦可參本書第一篇「張道人年百數十」條注釋。

〔三〕此論傷人諸事，其中多數内容與抱朴子内篇極言所論相合。抱朴子云：「才所不逮而困思之，傷也；力所不勝而强舉之，傷也；悲哀憔悴，傷也；喜樂過差，傷也；汲汲所欲，傷也；久談言笑，傷也；寢息失時，傷也；挽弓引弩，傷也；沈醉嘔吐，傷也；飽食即卧，傷也；跳走喘乏，傷也；歡呼哭泣，傷也；陰陽不交，傷也。積傷至盡則早亡，早亡非道也。」本書所謂「遠思强健」，應即「才所不逮而困思之」之意。

〔四〕凡交，須依導引諸術 從文意看，此句似應爲小字，注釋前句「陰陽不交傷人」者。然並神仙食炁金櫃妙録皆作大字正文，姑仍之。

〔五〕此數句亦見千金翼方卷十二養性禁忌第一：「大樂氣飛揚，大愁氣不通。……用精令人氣乏，多睡令人目盲，多唾令人心煩，貪美食令人泄痢。」異文如「多睡」、「多唾」皆同於雲笈七籤。另據養生類纂引瑣碎録云：「久視日月，令人損目。」又云：「多唾損神。」疑原文當爲「多視令人目盲，多唾令人心煩」，各本皆有誤字，存疑待考。其中「洩痢」即「泄痢」，唐代避諱所改。

〔六〕此句神仙食炁金櫃妙録作：「俗人但知貪於五味，不知有元炁可飲。聖人知五味之毒焉，故不貪；知元炁之可服焉，故閉口不言，精炁息應也。」此處末句作「精氣自應」，謂精氣自然與元氣相應。而雲笈七籤、神仙食炁金櫃妙録並作「精氣息應」，據李榮道德真經注卷二「無狀之狀，無物之象」句注云：「無物之象，斯爲息應還真。息應還真，攝迹歸本也。」則「精氣息應」，指精氣不與外物相通，遂得保全，亦可通。兩説皆可存，故不改底本。

〔七〕茅亭客話卷十載杜大舉服玉泉法與此類似，其略云：「服玉泉法：去三尸，堅齒髮，除百病。玉泉者，舌下兩脈津液是也。但能每旦起坐，瞑目絶慮，叩齒二七通，漱令滿口，乃吞之，以意送至臍下氣海一七遍。經久，自然如流水瀝瀝下坎澗之聲，如此則百脈和暢。」

沐浴無常不吉〔一〕，夫婦同沐①浴不吉〔二〕。

新沐浴及醉飽，遠行歸還大疲倦，並不可行房室之事〔三〕，生病，切慎之。

① 沐　雲笈七籤無。

丈夫勿頭北①卧，令人六②神不安，多愁忘〔四〕。

勿跂井，今古大忌〔五〕。

若見十步地牆，勿順牆坐卧，被風吹，發癲癇疾〔六〕。

勿怒目久視日月，失目明③〔七〕。

【注】

〔一〕此以下爲各類禁忌，今按文意並參考丁光迪校注本分段提行。王文宏、崔志光評注本此條止於「令發瘡及患風」，認爲是日常生活禁忌，其説有理，但篇幅過長，不便閲讀，依己意析分爲若干小條。養性延命録訓注止於「眠起勿大語，損人氣」。

〔二〕沐浴無常不吉；夫婦同沐浴不吉　千金翼方卷十二養性禁忌第一云：「沐浴無常，不吉；沐與浴同日，兇；夫妻同日沐浴，兇。」按，「沐」指洗髮，「浴」爲洗身，故禁沐與浴同日。又，千金翼方説「夫妻同日沐浴」，與本書説「夫婦同沐浴」有異。

〔三〕新沐浴及醉飽；遠行歸還大疲倦；並不可行房室之事　醫心方卷二十八禁忌第廿四引

---

① 北　此後雲笈七籤有「向」字。

② 六　雲笈七籤無。

③ 失目明　雲笈七籤作「使目睛失明」。

養生要集云：「新沐頭，新遠行，疲倦，大喜怒，皆不可合陰陽。」千金翼方卷十二養性禁忌第一云：「凡新沐，遠行，及疲，飽食醉酒，大喜大悲，男女熱病未差，女子月血新産者，皆不可合陰陽。熱疾新差，交者死。」

〔四〕丈夫勿頭北卧，令人六神不安多愁忘　至言總卷三云：「凡人不得北首而卧，卧之勿留燈，令魂魄六神不安，多愁恐。」千金要方卷二十七道林養性第二云：「頭勿北卧，及墻北亦勿安牀。」養性延命録訓注引禮記禮運，解説原因「死者北首，生者南鄉」，其説有理。

〔五〕勿跂井，今古大忌　「跂」，舉踵而望，此處跕腳窺井之意。醫心方卷二十七雜禁第十一引養生志云：「男夫勿跂井中，今古大忌。」養生類纂引瑣碎録云：「男子窺井，婦人上竈，皆招口舌意外之禍。」

〔六〕若見十步地牆，勿順牆坐卧，被風吹，發癲癇疾　諸病源候論卷十五引養生方云：「夫人見十步直牆，勿順牆而卧，風利吹人，必發癲癇及體重。」外臺秘要卷十五引養生方同，千金要方卷二十七道林養性第二亦同，故正文似當以「十步直牆」爲妥。

〔七〕勿怒目久視日月，失目明　醫心方卷二十七養形第三引養性志云：「日月勿正怒目久視之，令人早失其明。」至言總卷三云：「勿怒目視日月光，令人失明。」千金要方卷二十七黄帝雜忌法第七云：「勿怒目視日月，喜令人失明。」

凡大汗忽①脱衣，不慎，多患偏風，半身不遂〔一〕。新沐浴了②，不得露頭當風，不幸得大風、刺③風〔二〕疾。觸寒來，勿臨面④火上，成癇，起風眩，頭痛⑤〔三〕。凡汗⑥，勿跂牀懸脚，久成血痺，足重腰疼〔四〕。凡脚汗，勿入水，作骨痺，亦作遁疰⑦〔五〕。

久忍小便，膝⑧冷，兼成冷痺〔六〕。

凡食熱物汗出，勿盪風，發疰，頭痛，令人目澀饒睡〔七〕。

---

① 忽 雲笈七籤作「勿」。
② 了 雲笈七籤作「訖」。
③ 刺 底本及雲笈七籤皆寫作「刺」，他書亦多作此字。按，本病以如錐刀所刺，故名刺風，因予改正。
④ 臨面 雲笈七籤作「面臨」。
⑤ 頭痛 原無，據雲笈七籤補。
⑥ 凡汗 雲笈七籤無。
⑦ 疰 雲笈七籤作「疾」。
⑧ 膝 雲笈七籤作「脈」。

凡欲眠，勿歌詠，不祥起〔八〕。眠訖①，勿大語，損人氣〔九〕。

【注】

〔一〕凡大汗忽脱衣，不慎，多患偏風，半身不遂　至言總卷三云：「凡大汗勿脱衣，得偏風，半身不遂。」太清道林攝生論云：「凡大汗，勿即脱衣，多得偏風，半身不遂。」諸病源候論卷一引養生方云：「大汗勿偏脱衣，喜偏風，半身不遂。」千金要方卷二十七道林養性第二同。確如丁光迪校注本言，當以「勿偏脱衣」，符合醫理，然本書引用時否定詞改爲「不慎」，則「大汗忽脱衣」强調脱衣動作之忽然性，文句亦能通。

〔二〕大風、刺風　大風即麻風病，黄帝内經素問長刺節論云：「病大風，骨節重，鬚眉墮，名大風。」諸病源候論卷二云：「風邪走徧於身，而皮膚淫躍，邪氣與正氣交争，風邪擊搏，如錐刀所刺，故名刺風也。」

〔三〕觸寒來，勿臨面火上，成癎，起風眩，頭痛　此條未檢得出處。據醫心方卷二十七養形第三引養性志云：「觸熱來，勿以水臨面，若臨面，不久成癎，或起即頭眩。」與本説恰相反，應有聯繫，又可見底本作「臨面」不誤，俯面向火、俯面向水之意。

〔四〕凡汗，勿跂牀懸腳，久成血痺，足重腰疼　諸病源候論卷五引養生方云：「人汗次，勿企牀

① 起眠訖　雲笈七籤作「眠起」。

懸腳，久成血痺，兩足重，及腰痛。」千金要方卷二十七道林養性第二作「跂牀懸腳」，此即所謂「跂坐」。南齊書王敬則傳「敬則橫刀跂坐」，指垂足而坐，足跟不及地。

〔五〕凡腳汗，勿入水，作骨痺，亦作遁疰　諸病源候論卷一風痹候云：「冬遇痹者爲骨痹，則骨重不可舉，不隨而痛。」引養生方云：「因汗入水，即成骨痹。」又，諸病源候論卷二十四遁注候云：「注者，住也。言其病連滯停住，死又注易傍人也。由人體虛，受邪毒之氣，停遁經絡藏府之間，發則四肢沉重，而腹内刺痛，發作無時，病亦無定。以其停遁不差，故謂之遁注。」

〔六〕久忍小便，膝冷，兼成冷痺　諸病源候論卷一引養生方云：「忍尿不便，膝冷成痹。」千金要方卷二十七道林養性第二、醫心方卷二十七養形第三引千金方同，因知雲笈七籤作「脈冷」誤。

〔七〕凡食熱物汗出，勿盪風，發痓，頭痛，令人目澀饒睡　醫心方卷二十九調食第一引養生志云：「食熱食，汗出盪風，發頭痛，髮墮落，令人目澀，饒睡。」千金要方卷二十七道林養性第二云：「凡熱食汗出，勿當風，發痙頭痛，令人目澀多睡。」至言總卷三云：「凡熱食汗出，勿盪風，發痓，頭痛，令人目泄饒卧。」文字小有出入。

〔八〕凡欲眠，勿歌詠，不祥起　至言總卷三云：「睡勿歌，不祥起。」千金要方卷二十七道林養性第二亦云：「凡欲眠，勿歌詠，不祥起。」

〔九〕眠訖，勿大語，損人氣　至言總卷三云：「卧勿大語，損氣力。」千金要方卷二十七道林養性第二亦云：「卧勿大語，損人氣力。」按，此與本書言「眠訖」或「眠起」相反。

凡飛鳥投人，不可食焉①。若開口及毛下有瘡，並不可食之〔一〕。

凡熱泔洗頭，冷水濯，成頭風〔二〕。

凡人卧，頭邊勿安火爐，令人頭重、目赤、鼻乾〔三〕。凡卧訖，頭旁勿安燈②，令人六神不安〔四〕。

冬日温足凍腦，春秋腦足俱凍，此③乃聖人之常法也〔五〕。

凡新哭泣訖便食，即成氣病〔六〕。

夜卧勿覆頭〔七〕。

婦人勿跂竈坐，大忌〔八〕。

---

① 焉　雲笈七籤作「鳥」。
② 令人頭重目赤鼻乾凡卧訖頭旁勿安燈　雲笈七籤無。
③ 此　原作「比」，據雲笈七籤改。

【注】

〔一〕凡飛鳥投人，不可食焉。若開口及毛下有瘡，並不可食之　醫心方卷二十九飛鳥禁第十五引七卷食經云：「飛鳥投人者，不可食。必者，口中喜有物，若無，拔一毛放之。」又云：「凡衆鳥自死，口不閉，翼不合者，食之殺人。」金匱要略卷十禽獸蟲魚禁忌並治第二十四云：「凡鳥自死，口不閉，翅不合者，不可食之。」證類本草卷十九白鴨屎條陶弘景注説法與金匱同。證類同卷引本草拾遺諸鳥有毒條云：「凡鳥飛投人，其口中必有物，拔毛放之，吉也。」

〔二〕凡熱泔洗頭，冷水濯，成頭風　千金要方卷二十七居處法第三云：「熱泔洗頭，冷水濯之，作頭風。」太清道林攝生論説法小異：「熱泔洗頭，冷水濯足，作頭風。」

〔三〕凡人卧，頭邊勿安火爐，令人頭重、目赤、鼻乾　至言總卷三云：「卧時頭邊勿安爐火，火氣蒸人，目赤及鼻乾、目暗。」千金要方卷二十七道林養性第二亦云：「人頭邊勿安火爐，日久引火氣，頭重、目赤睛及鼻乾。」太清道林攝生論云：「凡人頭邊勿安火爐，日則承火氣，頭重、目睛赤及鼻乾。」

〔四〕凡卧訖，頭旁勿安燈，令人六神不安　至言總卷三云：「凡人不得北首而卧，卧之勿留燈，令魂魄六神不安，多愁恐。」千金要方卷二十七道林養性第二亦云：「卧訖，勿留燈燭，令魂魄及六神不安，多愁怨。」太清道林攝生論同。

〔五〕冬日温足凍腦，春秋腦足俱凍，此乃聖人之常法也　至言總卷三云：「冬日温足凍腦，春秋足腦俱凍，此聖人之常道。」千金要方卷二十七道林養性第二稍不同：「冬日凍腦，春秋腦足俱凍，此聖人之常法也。」太清道林攝生論仍作「冬日温足凍腦」。

〔六〕凡新哭泣訖便食，即成氣病　諸病源候論卷十三引養生方云：「哭泣悲來，新哭訖，不用即食，久成氣病。」

〔七〕夜卧勿覆頭　千金要方卷二十七道林養性第二云：「冬夜勿覆頭，得長壽。」三元延壽參贊書卷二作：「夜卧勿覆頭，得長壽。」

〔八〕婦人勿跂竈坐，大忌　本條未檢得出處。養生類纂引瑣碎録云：「男子窺井，婦人上竈，皆招口舌意外之禍。」千金要方卷二十七黄帝雜忌法第七云：「勿舉足向火，勿對竈罵詈。」可備參考。

凡若①唾不用遠〔一〕，遠即成肺病，令人手重、背疼、咳嗽〔二〕。

凡人魘，勿點燈照，定魘死。暗唤之，即吉，亦不可近前及急唤〔三〕。

---

① 若　雲笈七籤無，因作「凡若」亦通，故不删。

凡人卧，勿開口，久成消①渴，並失血色〔四〕。

凡旦起，勿以冷水開目洗面，令人目澀、失明、饒淚〔五〕。

凡行途中觸熱，逢河勿洗面，生烏皯②〔六〕。

人睡訖忽覺，勿飲水更卧，成水痺〔七〕。

凡時病新汗解，勿飲冷水，損人心腹，不平復〔八〕。

凡空腹不可見聞臭屍，氣入鼻令人成病〔九〕。凡欲見死屍，皆須先飲酒及咬蒜，辟毒氣〔一〇〕。

【注】

〔一〕凡若唾不用遠　抱朴子内篇極言云：「是以養生之方，唾不及遠。」道藏之太上養生寶真論亦云：「所以養生之要，唾不及遠，行不及驟，耳不久聽，目不久視，坐不至疲，卧不至倦。」雲笈七籤卷十一黄庭内景玉經注引仙經云：「閉房煉液，不多言，不遠唾。反是，亡矣。」

---

① 消　雲笈七籤作「病」。

② 皯　雲笈七籤作「䵟」。

〔二〕遠即成肺病，令人手重、背疼、咳嗽　黄帝内經素問臟氣法時論云：「肺病者，喘欬逆氣，肩背痛，汗出，尻陰股膝髀腨胻足皆痛。」此句亦見千金要方卷二十七黄帝雜忌法第七云：「勿欬唾，唾不用遠，成肺病，令人手足重，及背痛、欬嗽。」三元延壽參贊書卷二論之尤詳：「養性者，唾不至遠，遠則精氣俱損，久成肺病。手足重，皮毛粗澀，脊痛，咳嗽。故曰：遠唾不如近唾，近唾不如不唾。」

〔三〕凡人魘，勿點燈照，定魘死，暗唤之，即吉，亦不可近前及急唤　諸病源候論卷二十三卒魘候云：「卒魘者，屈也，謂夢裹爲鬼邪之所魘屈。人卧不悟，皆是魂魄外遊，爲他邪所執録，欲還未得，致成魘也。忌火照，火照則神魂遂不復入，乃至於死。而人有於燈光前魘者，是本由明出，是以不忌火也。」又引養生方云：「人魘，忽然明唤之，魘死不疑。闇唤之好。唯得遠唤，亦不得近而急唤，亦喜失魂魄也。」千金要方卷二十七道林養性第二、外臺秘要卷二十七、太清道林攝生論等説者略同，不煩引。

〔四〕凡人卧，勿開口，久成消渴，並失血色　諸病源候論卷五消渴候引養生法云：「人睡卧，勿張口，久成消渴及失血色。」千金要方卷二十七道林養性第二云：「暮卧，常習閉口，口開即失氣，且邪惡從口入，久而成消渴，及失血色。」

〔五〕凡旦起，勿以冷水開目洗面，令人目澀、失明、饒淚　千金要方卷二十七黄帝雜忌法第七云：「旦起，勿開目洗面，令人目澀、失明、饒淚。」此只忌洗面時睜眼，不言禁冷水。醫心方卷二十七養形第三引養生要集引中經云：「以冷水洗目，引熱氣，令人目早瞑。」本書乃綜合兩說。

〔六〕凡行途中觸熱，逢河勿洗面，生烏皯　醫心方卷二十七養形第三引養生要集云：「凡遠行途中，逢河水勿洗面，生烏皯。」小字注釋説：「狀如烏卵之色斑也。」千金要方卷二十七黄帝雜忌法第七云：「遠行觸熱，塗中逢河水，勿洗面，生烏皯。」

〔七〕人睡訖忽覺，勿飲水更卧，成水痺　醫心方卷二十九飲水禁第十引養生要集云：「凡人睡卧急覺，勿即飲水更眠，令人作水癖病。」

〔八〕凡時病新汗解，勿飲冷水，損人心腹，不平復　千金要方卷十云：「時病新汗解，飲冷水者，損心包，令人虛，不復。」外臺秘要卷三天行差後禁忌方引千金同。

〔九〕凡空腹不可見聞臰屍，氣入鼻，令人成病　醫心方卷二十七雜禁第十一引養性志云：「諸空腹不用見臰尸，尸氣入脾，舌上白黄起，口常臰。」千金要方卷二十七黄帝雜忌法第七則作：「凡人空腹不用見尸，臭氣入鼻，舌上黄白起，口常臭。」皆較本書作「凡空腹不可見聞臰屍，氣入鼻令人成病」爲通順。疑本書「氣」字前奪一「臰」或「屍」字，應作：「凡空腹不可見聞臰屍，臰(屍)氣入鼻，令人成病。」至於「入鼻」與「入脾」，據諸病源候論卷三十口臭候引養生方云：「空腹不用見臭尸，氣入脾，舌上白黄起，口常臭也。」似仍應以「入脾」爲正。

〔一〇〕凡欲見死屍，皆須先飲酒及咬蒜，辟毒氣　醫心方卷二十七雜禁第十一引養性志云：「諸欲見死尸臰物，皆須飲酒，酒能避毒氣。」至言總卷三云：「空腹不用見臭尸，尸氣入脾，令舌上生白膜起，口常臭。宜飲少酒見之稍可，終不如不見。」

凡小兒不用令指月，兩耳後生瘡欲①斷，名月蝕②瘡〔一〕。擣蝦蟆末傅即差，並別餘瘡並不生〔二〕。

凡產婦不可見狐臰人，能③令產婦著腫〔三〕。

凡人卧，不用於窻欞④下，令人六神不安〔四〕。

凡卧，春夏欲得頭向東，秋冬頭向西，有所利益〔五〕。

凡丈夫，飢欲得坐小便，飽則立小便，令人無病〔六〕。

---

① 欲　原作「是」，據雲笈七籤改。
② 蝕　雲笈七籤作「會」。
③ 能　雲笈七籤作「善」。
④ 於窻欞　雲笈七籤作「隱膊」。

【注】

〔一〕月蝕瘡　病名，亦作月食瘡。諸病源候論卷三十五月食瘡候云：「月食瘡生於兩耳及鼻面間，並下部諸孔竅側，侵食乃至筋骨。月初則瘡盛，月末則瘡衰，以其隨月生死，因名之爲月食瘡也。又，小兒耳下生瘡，亦名月食。世云小兒見月，以手指指之，則令病此瘡也。」同書卷五十小兒雜病月食瘡候略同。

〔二〕擣蝦蟆末傅即差，並別餘瘡並不生　太清道林攝生論云：「小兒不用指月，兩耳邊生瘡宜斷，名月蝕瘡。一切瘡著蝦蟆末，不畏蟲食之。」外臺秘要卷二十九引肘後療大人小兒卒得月蝕瘡方云：「五月五日蝦蟇灰以猪膏和塗之，差止。」

〔三〕凡産婦不可見狐臭人，能令産婦著腫　太清道林攝生論云：「産婦不欲見胡臭人，令發腫。」

〔四〕凡人卧，不用於窻欂下，令人六神不安　千金要方卷二十七道林養性第二云：「卧勿當舍脊下……令魂魄及六神不安，多愁怨。」醫心方卷二十七卧起第七引千金方作「卧勿當梁脊下」。太清道林攝生論作：「勿當屋梁脊下卧。」按，底本寫作「窻欂」，「欂」即斗拱，與他書作「舍脊」、「梁脊」大意不差。雲笈七籤作「凡人卧不用隱膊下」，王文宏、崔志光評注本解釋爲「將頭藏於胳膊下」。

〔五〕凡卧，春夏欲得頭向東，秋冬頭向西，有所利益　諸病源候論卷二風癲候云：「人卧，春夏向東，秋冬向西，此是常法。」千金要方卷二十七、外臺秘要卷十五、太清道林攝生論等皆同。

〔六〕凡丈夫，飢欲得坐小便，飽則立小便，令人無病　千金要方卷二十七道林養性第二云：「凡人飢欲坐小便，若飽則立小便，慎之無病。」醫心方卷二十七養形第三引千金方、太清道林攝生論同，但句末多「除虚損」三字。

凡人睡，欲得屈膝側卧，益人氣力〔一〕。凡卧，欲得數轉側，微①語笑，欲令至少語②，莫令聲高大〔二〕。

春欲得暝卧早起，夏秋欲得侵夜卧早起，冬欲得早卧晏起，皆有所益。雖云早起，莫在雞鳴前，晏起莫在日出後〔三〕。

冬日天地閉，陽氣藏，人不欲勞作汗出③，發洩陽氣，損人〔四〕。

① 微　雲笈七籤無。
② 語　雲笈七籤無。
③ 勞作汗出　雲笈七籤作「作勞出汗」。

新沐浴訖，勿當風濕結①，勿以濕頭②卧〔五〕，使人患頭風、眩悶、髮秃③、面腫、齒痛、耳聾〔六〕。

濕衣及汗衣皆不可著久④，令發瘡及患風瘙痒⑤〔七〕。

【注】

〔一〕凡人睡，欲得屈膝側卧，益人氣力　至言總卷二云：「卧欲屈膝側卧，不欲如屍。慎之。」千金要方卷二十七道林養性第二敘述尤詳云：「屈膝側卧，益人氣力，勝正偃卧。按孔子不尸卧，故曰睡不厭蹴，覺不厭舒。凡人舒睡，則有鬼痛魔邪。凡眠，先卧心，後卧眼。人卧一夜，當作五度反覆，常逐更轉。」

〔二〕凡卧，欲得數轉側，微語笑，欲令至少語，莫令聲高大　此句前半「卧於數轉側」，即前注引千金要方說「人卧一夜，當作五度反覆，常逐更轉」之意。後半「微語笑，欲令至少語，莫令

① 濕結　原作「濕語」，雲笈七籤作「結髻」，據醫心方卷二十七養形第三引千金方作「勿以濕結之」改，並參注釋項。

② 頭　雲笈七籤作「髻」。

③ 秃　雲笈七籤作「頽」。

④ 著久　雲笈七籤作「久著」。

⑤ 瘙痒　雲笈七籤無。

聲高大」，乃見於醫心方卷二十七言語第八引養生要集引中經云：「人語笑欲令至少，不欲令聲高。聲高由於論義理、辨是非、相嘲調、説穢慢，每至此會，當虛心下氣，與人不競。若過語過笑，損肺傷腎，精神不定。」

〔三〕此句亦見千金要方卷二十七道林養性第二，意思皆同，不煩録。醫心方卷二十七卧起第七引養生要集引内解云：「卧息常隨四時八節，春夏早起，與雞俱興；秋冬晏起，必得陽光。無逆之，逆之則傷。」按，此與齊民要術卷六養羊第五十七「春夏早放，秋冬晚出」句引養生經「春夏早起，與雞俱興；秋冬晏起，必待日光」同。保生要録又別有説法，録出備參：「夫人春時、暑月，欲得晚眠、早起；秋欲早眠、早起；冬欲早眠、晏起。早不宜在雞鳴前，晚不宜在日出後。」

〔四〕冬日天地閉，陽氣藏，人不欲勞作汗出，發洩陽氣，損人　千金要方卷二十七道林養性第二云：「冬時天地氣閉，血氣伏藏，人不可作勞出汗，發泄陽氣，有損於人也。」

〔五〕勿當風濕結，勿以濕頭卧　千金要方卷二十七居處法第三云：「新沐髮訖，勿當風，勿濕縈髻，勿濕頭卧。」醫心方卷二十七養形第三引千金方作：「新沐訖，勿以當風，勿以濕結之，勿以濕頭卧。」底本作「當風濕語」，雲笈七籤作「當風結髻」，皆與引文意思相違，疑底本「語」是「結」之訛，原文當作「勿當風濕結」也。

〔六〕使人患頭風、眩悶、髮秃、面腫、齒痛、耳聾　此沐髮當風濕結、濕頭卧之後果。本書「面腫」，千金要方及醫心方引千金方皆作「面黑」；句末千金要方多「頭生白屑」四字，丁光迪校注本據補入正文。

〔七〕濕衣及汗衣皆不可著久，令發瘡及患風瘙痒　千金要方卷二十七道林養性第二有此，末句作「令人發瘡及風瘙」。

老君曰〔一〕：正月旦，中庭向寅地〔二〕再拜，咒曰：某甲年年受大道之恩，太清玄門，願還某甲去歲之年〔三〕。男女皆三通，自咒。常行此道，延年。玄女有清神之法〔四〕，淮南崇①祠竈之規〔五〕，咸欲體合真靈，護衛真生者②。

【注】

〔一〕此段亦見千金翼方卷十二養性禁忌第一引老子曰，略有不同，云：「正月朔曉，亦可於廷中向寅地再拜，呪曰：洪華洪華，受大道之恩，太清玄門，願還某去歲之年。男女皆三過，自呪。常行此道，可以延年。」此咒法似又與老子中經有關，據雲笈七籤卷十八録文備參，云：「常以十二月晦日，宿夜晝朝至平旦，於室中向寅地再拜，祝曰：鴻涬鴻涬，某受大道

① 崇　雲笈七籤作「有」。

② 護衛真生者　雲笈七籤作「護生者也」。

之恩，太清玄巔，願還某甲去歲之年，魂魄保身。男女各三通。」

〔二〕寅地　東北方位。

〔三〕願還某甲去歲之年　此即「還年」，反老還少之意。抱朴子内篇微旨云：「還年之士，挹其清流，子能修之，松、喬可儔。」雲笈七籤卷五十八引胎息精微論云：「飲于玄泉，登於太清，還年返嬰，道之自然。」

〔四〕玄女有清神之法　此與次句「淮南崇祠竈之規」相對，宜亦是長生方術，惜未得確解。

〔五〕淮南崇祠竈之規　史記封禪書云：「是時李少君亦以祠竈、穀道、卻老方見上，上尊之。」陸龜蒙祀竈解謂：「竈鬼以時録人功過，上白於天，當祀之以祈福祥。」此漢武帝所奉長生方術，其所以稱淮南劉安，據太平御覽卷一百八十六引淮南萬畢術云：「竈神晦日歸天，白人罪。」或淮南亦有祀竈卻老之方。

仙經秘要〔一〕：常存念心中有氣，大如雞子，内赤外黃，辟衆邪延年也〔二〕。欲卻衆邪百鬼，常存念爲炎火如斗，煌煌光明，則百邪不敢干人，可入瘟疫之中〔三〕。暮卧，常存作赤氣在外，白氣在内，以覆身，辟衆邪鬼魅〔四〕。

【注】

〔一〕此三條皆存念之方，故併爲一段。養性延命録訓注同。王文宏、崔志光評注本始於前「老君曰」，止於「辟衆邪鬼魅」。

〔二〕常存念心中有氣，大如雞子，内赤外黄，辟衆邪延年也　醫説卷九引仙經曰：「常存心中有氣，大如雞子，内赤外黄，能辟衆邪，延年益壽。」醫説成書於南宋，未知此段文字是據養性延命録改編，或直接引用仙經。

〔三〕欲卻衆邪百鬼，常存念爲炎火如斗，煌煌光明，則百邪不敢干人，可入瘟疫之中　此條在諸病源候論中兩見，卷十温病候引養生方導引法云：「存念心氣赤，肝氣青，肺氣白，脾氣黄，腎氣黑，出周其身，又兼辟邪鬼。欲辟却衆邪百鬼，常存心爲炎火如斗，煌煌光明，則百邪不敢干之，可以入温疫之中。」太清導引養生經亦云：「導引，服，思心爲火如斗，辟惡氣。」引文中「服」指服氣，「思」指存思。

〔四〕暮卧，常存作赤氣在外，白氣在内，以覆身，辟衆邪鬼魅　徐道齡太上玄靈北斗本命延生真經注卷四「太玄之一，守其真形」句注，介紹守一之法，暮夜偃卧，祝誦之後，「思白炁如車輪大，周其身，赤炁在外，便卧。使人五臟安寧，小則延年卻惡，大則成仙昇舉也。」與本條類似。

老君曰〔一〕：凡人求道，勿犯五逆六不祥，有犯者，凶。大小便向西，一逆；向北，二

逆；向日，三逆；向月，四逆；仰視天及星辰，五逆。夜起倮①形，一不祥；旦起嗔恚，二不祥；向竈罵詈，三不祥；以足向火，四不祥；夫妻晝合，五不祥；怨恚師父，六不祥〔二〕。

凡人旦起，恒②言善事，天與之福，勿③言奈何〔三〕。歌嘯名曰請禍〔四〕，慎勿上牀卧歌，凶〔五〕。始卧伏牀④，凶〔六〕。飲食伏牀，凶〔七〕。以匙筯擊盤上，凶〔八〕。

【注】

〔一〕此段皆見千金翼方卷十二養性禁忌第一引老子曰。養性延命録訓注據此分段，今則根據文意分爲三條。王文宏、崔志光評注本始於「老君曰」，止於本篇末。

〔二〕千金翼方卷十二養性禁忌第一有此，文字小異，云：「老子曰：人欲求道，勿起五逆六不祥，兇。大小便向西，一逆；向北，二逆；向日，三逆；向月，四逆；仰視日月星辰，五逆。

---

①　倮　雲笈七籤作「裸」，皆裸體意。

②　恒　雲笈七籤作「常」。

③　勿　雲笈七籤作「凡」。

④　牀　雲笈七籤作「卧牀」。

夜半裸形，一不祥；旦起瞋心，二不祥；向竈罵詈，三不祥；以足内火，四不祥；夫妻晝合，五不祥；盜師父物，六不祥。」醫心方卷二十七雜禁第十一引養生經云：「人有一不當、二不可、三愚、四惑、五逆、六不祥、七癡、八狂，不可犯之。」其中五逆、六不祥略同於千金翼方。關於五逆，太清道林攝生論亦提到「勿北向大小便」，小字注釋云：「一云向西。」枕中記作：「勿北向大小便，仰視三光。」「勿犯日月星辰。」關於六不祥，太上洞玄靈寶宣戒首悔衆罪保護經懺悔文中即有「裸形夜起，忤逆星辰」之句。至言總卷三謂「旦起勿嗔恚」。千金要方卷二十七黄帝雜忌法第七云：「勿舉足向火，勿對竈罵詈。」無上秘要卷五十二三元齋品懺悔文亦有「上不敬諸天大聖尊神」，「下不敬師父尊長」之句。

〔三〕凡人旦起，恒言善事，天與之福，勿言奈何　千金翼方卷十二養性禁忌第一云：「旦起常言善事，天與之福，勿言奈何及禍事，名請禍。」千金要方卷二十七黄帝雜忌法第七云：「清旦常言善事……勿嗟歎，勿唱奈何，名曰請禍。」至言總卷三亦云：「勿咨嗟吁奈何聲，此名請禍，特忌之。」雲笈七籤卷三十五引至言總同。太清道林攝生論云：「若事有損，且勿嗟嘆，勿唱叫奈何，曰請禍。」醫心方卷二十七言語第八引養生志云：「旦起，勿言奈何，亦勿歌嘯，名曰請福吉。」

〔四〕歌嘯名曰請禍　從本書文意推測，此句確當與後文「慎勿上牀卧歌」相連屬，但如前注提示，多數文獻皆以晨起歎奈何爲「請禍」，故養性延命録訓注標點爲：「凡人旦起，恒言善事，天與之福。勿言奈何歌嘯。名曰請禍。」王文宏、崔志光評注本作：「凡人旦起常言善事，天與之福，勿言奈何，歌嘯，名曰請禍。」皆略欠通順。丁光迪校注本乃修改爲：「凡人旦起恒言善事，天與之福；勿言奈何及禍事，名曰請禍。」語句雖通，但改動太大，似非原本。疑陶弘景編書時已將「請禍」屬後文，如唐代道書上玄高真延壽赤書即説：「假寐而詠歌，亦謂之請禍。」與正文「歌嘯名曰請禍，慎勿上牀卧歌，凶」意思正同，故本書標點、分段如正文。

〔五〕慎勿上牀卧歌，凶　醫心方卷二十七言語第八引養生志云：「眠時不得歌詠，歌詠不祥事起。」

〔六〕始卧伏牀，凶　此見禮記曲禮上云：「寢毋伏。」千金翼方卷十二養性禁忌第一作：「慎勿牀上仰卧，大凶。」與本説不同。

〔七〕飲食伏牀，凶　千金翼方卷十二養性禁忌第一作：「卧伏地，大凶；飽食伏地，大凶。」

〔八〕以匙筯擊盤上，凶　千金翼方卷十二養性禁忌第一同。

司陰之神在人口左，人有陰禍，司陰白之於天，天則考人魂魄。司殺之神在人口右，人有惡言，司殺白之于司命，司命記之，罪滿即殺。二神監口，唯向人求非，安可不慎言〔一〕。舌者，身之兵①，善惡由之而生，故道家所忌〔二〕。

【注】

〔一〕抱朴子内篇微旨云：「天地有司過之神，隨人所犯輕重，以奪其筭。筭減則人貧耗疾病，屢逢憂患，筭盡則人死。諸應奪筭者，有數百事，不可具論。又言身中有三尸，三尸之爲物，雖無形而實魄靈鬼神之屬也。欲使人早死，此尸當得作鬼，自放縱遊行，享人祭酹。是以每到庚申之日，輒上天白司命，道人所爲過失。又月晦之夜，竈神亦上天白人罪狀。大者奪紀。紀者，三百日也。小者奪筭。筭者，三日也。吾亦未能審此事之有無也。」多數道書以三尸神主管人之過惡，庚申日上白於天，減人壽命，故有守庚申、殺三尸諸方術。三尸在人身中，此言司陰之神、司殺之神居口之左右，未見其他道書有類似説法。

〔二〕舌者，身之兵，善惡由之而生，故道家所忌　文子微明云：「言者禍也，舌者機也，出言不當，駟馬不追。」

① 兵　雲笈七籤作「兵革」。

食①玉泉者〔一〕，令人延年，除百病。玉泉者，口中唾也。雞鳴、平旦、日中、日晡②、黄昏、夜半時〔二〕，一日一夕，凡七漱玉泉食之〔三〕。每食輒滿口，嚥之，延年。

【注】

〔一〕此言咽唾事，與前後文不連屬，宜單獨一段，養性延命録訓注止於後文「不如勿照」。玉泉之爲物，有數説。神農本草經謂玉泉「久服耐寒暑，不飢渴，不老神仙」，然此玉泉或説是自然泉液，或説是化玉爲漿，或説仙室玉池中液。内煉家則以口中唾爲玉泉。雲笈七籤卷十一上清黄庭内景經「口爲玉池太和宫」句，注釋云：「口中津液爲玉液，一名醴泉，亦名玉漿。」「玄泉幽關高崔巍」句注釋：「玄泉，口中之液也。一曰玉泉，一名醴泉，一名玉液，一名玉津，一名玉漿。」醫心方卷二十七導引第五引養生要集云：「道人劉京云：人當朝朝服玉泉，使人丁壯有顔色，去蟲而堅齒。玉泉者，口中唾也。朝未起，早漱漏之滿口，乃吞之，輒啄齒二七過，如此者二，乃止，名曰練精。」

〔二〕雞鳴、平旦、日中、日晡、黄昏、夜半時　據居家必用事類全集戊集約十二時條云：「半夜子、雞鳴丑、平旦寅、日出卯、食時辰、禺中巳、日中午、日昃未、晡時申、日入酉、黄昏戌、眠

---

①　食　雲笈七籤作「飲」，此後「七漱玉泉食之」、「每食輒滿口嚥之」，雲笈七籤皆作「飲」。

②　日晡　雲笈七籤作「晡時」。

定亥。」

〔三〕凡七漱玉泉食之　當理解爲從雞鳴至夜半每日夜凡六次，每次凡七遍，漱咽玉泉。

髮，血之窮；齒，骨之窮；爪，筋之窮。千過梳髮髮不白，朝夕啄齒齒不齲，爪不數截筋不替〔一〕。

人常數欲照鏡〔二〕，謂之存形。形與神相存，此其意也。若矜容顔色，自愛翫，不如勿照〔三〕。

【注】

〔一〕據醫心方卷二十七養形第三引養生要集引中經，髮、齒、爪各自一條，本書重新組合。中經云：「髮，血之窮也，千過梳髮髮不白。」又云：「齒，骨之窮也，朝夕啄齒齒不齲。」又云：「爪，筋之窮也，爪不數截筋不替。」至言總卷二則與本書相同，疑是從本書轉引。「窮」，極也，盡也，醫書言髮爲血之餘，齒爲骨之餘，爪爲筋之餘，意思相同。養生書亦有類似説法，如益齡單論六餘云：「齒乃骨之餘（頻叩以益骨氣）；髮乃血之餘（一日一梳活血氣）；耳乃腎之餘（頻揉以補腎氣）；頂乃髓之餘（善固以暖髓）；爪乃筋之餘（勿剪以全筋氣）；語乃氣之餘（少語以養氣）。」

〔二〕人常數欲照鏡　按文意「數欲」兩字合當倒乙，作「人常欲數照鏡」，丁光迪校注本即據醫心方改。

〔三〕醫心方卷二十七養形第三引養生要集引中經云：「人常欲數照鏡，謂之存形。形與神相存，此照鏡也。若務容色，自愛翫，不如勿照也。」道士照鏡皆有法，可參上清明鑒要經、洞玄靈寶道士明鏡法、雲笈七籤卷四十八明照法等。

凡人常以正月一日〔一〕、二月二日、三月三日、四月八日、五月一日、六月二十七日、七月十一日、八月八日、九月二十一日、十月十四日、十一月十一日、十二月三十日，但常以此日取枸杞菜煮作湯沐浴，令人光澤，不病不老〔二〕。

【注】

〔一〕養性延命録訓注止於篇末，此三段各説一事，宜分段。

〔二〕醫心方卷二十七養形第三引養生要集云：「凡人常以正月二日、二月三日、三月六日、四月八日、五月一日、六月廿一日、七月七、八月八日、九月廿日、十月八日、十一月廿日、十二月卅日，取枸杞煮湯沐浴，益人光色，八九十顔色如年少之時，不老不病。」與本説小異。另據本草綱目卷三十六引洞天保生録，又別有説云：「正月一日、二月二日、三月三日、四月四日，以至十二月十二日，皆用枸杞葉煎湯洗澡，令人光澤，百病不生。」

月蝕宜救，活①人除殃，活萬人，與天同功〔一〕。天不好殺，聖人則之。不好殺者②，是助天地長養，故招勝福。

【注】

〔一〕月蝕宜救，活人除殃，活萬人，與天同功　千金翼方卷十二養性禁忌第一云：「凡日月蝕，救之，吉。活千人，除殃；活萬人，與天同功。」當以此爲正，本書恐有脱文。

善夢可説，惡夢默之，則養性延年也③〔一〕。

【注】

〔一〕善夢可説，惡夢默之，則養性延年也　千金要方卷二十七道林養性第二云：「夜夢惡，不須説，且以水面東方噀之，呪曰：惡夢著草木，好夢成寶玉。即無咎矣。又夢之善惡，並勿説爲吉。」與本説不同。

---

① 活　雲笈七籤無。
② 不好殺者　雲笈七籤作「知不好之者」。
③ 則養性延年也　雲笈七籤作「則使之延命也」。

養性延命録卷下

華陽陶隱居集

服氣療病篇第四

元陽經曰〔一〕：常以鼻納①氣〔二〕，含而漱滿，舌料脣齒〔三〕，咽之。一日一夜得千咽，甚佳。當少飲食，飲食②多則氣逆百脈閉〔四〕，百脈閉則氣不行，氣不行則生病。

【注】

〔一〕元陽經曰　三洞珠囊卷九引化胡經云：「老子、伏羲後生，爲帝之師，號曰究爽子，復稱田

① 納　雲笈七籤作「内」。
② 飲食　雲笈七籤無字。

野子，作元陽經。」又云：「夏王時出爲帝師，號曰李子胥，作元陽經，復作德戒經。」杜光庭太上黄籙齋儀卷五十二「歷代聖人神仙所受經」條目下有「老君授伏羲元陽經三十四卷」，今本道藏洞玄部有太上靈寶元陽妙經十卷，觀其内容似與本書所引用者無關。又，本條亦見醫心方卷二十七用氣第四引養生要集引元陽經：「常以鼻内氣，含而漱漏（滿），舌料脣齒咽之，一日一夜得千咽，甚良。當少飲食，飲食多，氣逆百脈閉，閉則氣不行，氣不行則生病也。」神仙食炁金櫃妙録引元陽經亦云：「常以鼻納炁，含而漱之，舌料脣齒咽之，一日夜得千咽者，大佳。當少飲食，多即炁逆，逆則百脈閉，百脈閉則炁不行，炁不行則疾病生。」

〔二〕常以鼻納氣　本篇後文云：「凡行氣，以鼻納氣，以口吐氣，微而引之，名曰長息。」

〔三〕含而漱滿，舌料脣齒　此謂以舌攪掠脣齒，令津液滿口。如上清握中訣卷下王君傳行事訣有類似操作過程，云：「舌漱滿口中，齒舌間裏通匝，取津液，隨咽之四十過。」又，太上靈寶五符序卷下云：「取青牙法，雞鳴咒畢，舌料上齒表，舐脣漱口，嗽之三。」

〔四〕飲食多則氣逆百脈閉　此前後數句因果遞進，此處「氣逆百脈閉」是「飲食多」之後果。但據神仙食炁金櫃妙録引元陽經云：「當少飲食，多即炁逆，逆則百脈閉，百脈閉則炁不行，炁不行則疾病生。」意即飲食多之後果爲氣逆，氣逆之後果爲百脈閉，百脈閉之後果爲氣不行，氣不行之後果爲疾病。按如此説，則本書「氣逆」後脱「氣逆則」三字，當作：「當少飲食，飲食多則氣逆，（氣逆則）百脈閉，百脈閉則氣不行，氣不行則生病。」另考黃帝内經素問生氣通天論云：「大飲則氣逆。」要修科儀戒律鈔卷九食禁忌鈔云：「大食百脈閉塞。」則飲多食多，可導致氣逆與百脈閉塞，正文應不存在脱漏。

玄示①曰〔一〕：志者，氣之帥也；氣者，體之充也〔二〕。善者遂其生，惡者喪其形〔三〕。故行氣之法，少食自節，動其形，和其氣血。因輕而止之，勿過失，突復而還之，其狀若咽〔四〕。正體端形②，心③意專一；固守中外，上下俱閉；神周形骸，調暢四溢；修守關元〔五〕，滿而足實〔六〕。因之而衆邪自出。

【注】

〔一〕玄示曰　此段亦見至言總卷四及神仙食炁金櫃妙録，文字頗有出入，録出備參。至言總

---

① 示　雲笈七籤作「未」。

② 血因輕而止之勿過失突復而還之其狀若咽正體端形　雲笈七籤闕此廿餘字。雲笈七籤在「和其氣」之後，緊接「志意專一」云云，語義亦通。按，此廿餘字稍費解，因至言總卷四引黃老經玄示亦有之，故排除底本錯簡或衍文之可能，疑雲笈七籤有意芟落。

③ 心　雲笈七籤作「志」。

引黄老經玄示云：「道者，氣之率；氣者，體之充。善充者，遂其志；惡充者，喪其形。故行氣之法，少食自節，動其形，和其氣。因輕而上之，勿過失，突復而還之，其狀若煙。正體正形，心意專一，固守中外，上下俱閑，神周形骸，滌暢四溢，修守關元，滿而且實，因而推之，衆邪自出。」神仙食炁金櫃妙録引玄示①云：「志者，炁之神也；炁者，體之充也。善者遂其生，惡者喪其形。故行炁之法，少食自節，心定自安，志堅自通，意專自達，久成仙矣。若人服炁行炁者，必當詳審斯篇而行之，道可成矣。」

〔二〕志者，氣之帥也；氣者，體之充也　孟子公孫丑上云：「夫志，氣之帥也。氣，體之充也。」

〔三〕善者遂其生，惡者喪其形　此處「善惡」當依至言總引文，專指「善充者」與「惡充者」，即善於行氣與不善於行氣者。

〔四〕因輕而止之，勿過失，突復而還之，其狀若咽　此數句費解，各本並標點亦不統一。養性延命録訓注將「血」讀入本句，作：「血因輕而止之，勿過失突。復而還之，其狀若咽。」甯越峰等注譯本作：「因輕而止之，勿過失突，復而還之，其狀若咽。」中華道藏作：「因輕而止之，勿過失，突復而還之，其狀若咽……」丁光迪校注本與本書同，至於王文宏、崔志光

---

① 示　原作「禾」，據文意改。

評注本，以雲笈七籤爲底本，此句闕如。

〔五〕關元　黄庭外景經云：「上有黄庭下關元，後有幽闕前命門。」

〔六〕正體端形，心意專一；固守中外，上下俱閉，神周形骸，調暢四溢，修守關元，滿而足實　此四字句，有韻，「一」、「閉」、「溢」、「實」，上古音皆在質部，故標點如正文。

彭祖曰〔一〕：常閉氣内①息〔二〕，從平旦至日中，乃跪坐拭目〔三〕，摩搦身體，舐脣咽唾〔四〕，服氣數十，乃起行言笑。其偶有疲倦不安，便導引閉氣，以攻所患。必存其身〔五〕，頭面、九竅、五藏、四肢，至於髮端，皆令所在，覺其氣雲行體中，起於鼻口，下達十指末，則澄和真神，不須針藥灸刺。

【注】

〔一〕彭祖曰　此段見神仙傳卷一彭祖。神仙傳云：「常閉氣内息，從平旦至日中，乃危坐拭目，摩搦身體，舐脣咽唾，服氣數十，乃起行，言笑如故。其體中或有疲倦不安，便導引閉氣，以攻其患。心存其身，頭面、九竅、五藏、四肢，至於毛髮，皆令其存。覺其氣行體中，

---

①　内　原作「納」，據雲笈七籤改，神仙傳亦作「内」。此處「内」、「納」意思有别，不可通。

起於鼻口中，達十指末，尋即平和也。」①養性延命録訓注以此單獨一段。丁光迪校注本，王文宏、崔志光評注本皆止於後文「皆當以漸」。按，自「凡行氣欲除百病」開始，至「皆當以漸」，皆見醫心方引養生要集，不言出自「彭祖曰」，故本書分段從養性延命録訓注。

〔二〕常閉氣内息　「内」原寫作「納」，意思有别。莊子大宗師謂真人「其息深深」，又言「真人之息以踵」，莊子音義云：「深深。李云：内息之貌。」又：「以踵。王穆夜云：起息於踵，遍體而深。」内息應是修煉家主張之不經口鼻而呼吸，如雲笈七籤卷六十二姑婆服氣親行要訣問答法於兹别有主張，可參看。同卷服氣十事亦提到，云：「若涉深水，能閉氣内息，此已得道氣扶身，魚龍豈能爲害。」

〔三〕乃跪坐拭目　神仙傳作「危坐」，意思相同。「拭目」多見於上清派方術，存思咒誦前後用之，具體手法可參登真隱訣卷中，云：「以手大指後掌，各左右按拭目，就耳門，使兩掌俱交會於項中。」陶弘景注釋云：「此近掌後，從大指邊起，先微按目有雲，仍各左右拭目，摩耳門過，交於項後，如此更還，三九乃止。」

〔四〕舐脣咽唾　此即前元陽經所言「含而漱滿，舌料脣齒」。

〔五〕必存其身　存想全身内外一切，包括頭面、九竅、五藏、四肢、毛髮等，雲笈七籤卷五十五

① 神仙傳版本甚多，此段頗有異文，引文據四庫全書本。

有存身神法大略類似。

凡行氣欲除百病〔一〕，隨所在作念之。頭痛念頭，足痛念足，和氣往攻之〔二〕，從時至時〔三〕，便自消矣。時氣中冷可閉氣以取汗〔四〕，汗出輒①周身則解矣。

【注】

〔一〕凡行氣欲除百病　養性延命録訓注止於後文「皆當以漸」。據醫心方卷二十七用氣第四分兩段引養生要集，故本書亦分爲兩段。第一段論行氣治病，醫心方云：「行氣欲除百病，隨病所有念之。頭痛念頭，足痛念足，使其愈。和氣往攻之，從時至時，便自消矣。此養生大要也。」其説亦見於攝身纂録，云：「凡欲行氣，欲除百病，隨病所在念之。頭病念頭，足病念足，和氣往攻之，從時至時，便自消矣。時氣中冷，可閉氣以取汗，輒周身則解矣。」枕中記則强調需修煉至一定層次，方可以行氣療病，故云：「初起於三息、五息、七息、九息而一舒氣，尋更噏之。能十二息不舒氣，是小通也。百二十息不舒氣，是大通也。百二十息不舒氣，可以除病，隨病所在念之，頭痛念頭，足痛念足，欲令其愈，和氣攻之，從時至時，便自銷矣。」

① 輒　雲笈七籤無。

〔二〕和氣往攻之　道樞卷二十八太清養生下篇謂，對於陽氣壅滯而成之塊瘕或陰氣頓阻而成之腫瘍，可以隨患之所在，「導引以散之，和氣以攻之，時意以送之，清氣以潤之，咽津以補之」。

〔三〕從時至時　字面理解似乎是經歷十二時辰，即一晝夜。丁光迪校注本改爲「從氣至時」，謂「在服氣精義論服氣療病論、幻真先生服内元氣訣閉氣訣有詳細論述，可參」。丁意氣至病所，疾患立即消弭。按，醫心方、枕中記、攝身纂録等皆作「從時至時」，於意亦通，似不必强作改易也。

〔四〕時氣中冷可閉氣以取汗　諸病源候論卷二風冷候引養生方導引法云：「欲以氣出汗，拳手屈膝側卧，閉氣自極，欲息氣定，復閉氣，如此汗出乃止。復轉卧，以下居上，復閉氣如前，汗大出乃止。此主治身中有風寒。」

行氣閉氣雖是治身之要〔一〕，然當先達解其理①。又宜空虚〔二〕，不可飽滿。若氣有結滯，不得空流〔三〕，或致發瘡②，譬如泉源，不可壅遏。若食生魚、生菜、肥肉，及喜怒憂恚不

① 理　此後雲笈七籤有「趣」字。
② 發瘡　雲笈七籤作「瘡癬」，醫心方、攝身纂録皆作「發瘡」。

除，而以行氣，令人發上氣〔四〕。凡欲學行氣，皆當以漸〔五〕。

【注】

〔一〕行氣閉氣雖是治身之要　此段論行氣宜忌，亦見醫心方卷二十七用氣第四引養生要集。按，行氣、閉氣皆是服氣養氣法門，只是多省略爲「行氣」二字。神仙食炁金櫃妙録之行炁法論守三丹田，結句説：「行炁閉炁，常存念之。」雲笈七籤卷八十二用甲子日除三尸法亦云：「人但能勤行氣閉氣者，身中神亦自安爾。」此則稱「行氣閉氣」。

〔二〕又宜空虚　醫心方寫作「空又宜虚」。本卷札記謂：「此句上下恐有訛脱。」今按，攝身纂録亦作：「空又宜虚，不可飽滿。」則未必是訛脱，或養生要集本文如此，養性延命録轉抄時始倒乙。

〔三〕不得空流　醫心方與攝身纂録並作「不得宣流」，似當以「宣流」爲正。

〔四〕此句醫心方作：「若食生魚、生蟲、生菜、肥肉，及喜怒憂恚不除，而行氣，令人發上氣。」攝身纂録作：「若食生菜服肉，及喜怒憂患不除，而以行氣，令人發上氣。」枕中記亦有類似説法：「若食生冷、五辛、魚肉，及喜怒憂恚，而行氣者，非止無益，更增氣病，上氣嗽逆。」

〔五〕凡欲學行氣，皆當以漸　逐漸修習，不必速成。如枕中記説閉氣：「不能頓閉之，稍稍學之。」

劉君①安曰〔一〕：食生吐死〔二〕，可以長存。謂鼻納②氣爲生，口吐氣爲死③也〔三〕。凡人不能服氣，從朝至暮，常習不息，徐而舒之〔四〕。常④令鼻納⑤口吐，所謂吐故納新也。

【注】

〔一〕劉君安曰　劉君安，即劉安。此段亦見醫心方卷二十七用氣第四引養生要集。引文分兩段，第一段止於「徐（修）而舒之」，繼以「又云」引起：「常令鼻内口吐，所謂吐故納新也。現世人有能以鼻吹笙，以鼻飲酒者，積習所能，則鼻能爲口之所爲者。今習以口吐鼻納，尤易鼻吹鼻飲也，但人不能習，習不能久耳。」

〔二〕食生吐死　食生氣吐死氣之意。真誥卷五：「君曰：欲爲道者，目想日月，耳嚮師聲，口恒吐死氣，取生氣，體象五星，行恒如蹦空，心存思長生，慎笑節語，常思其形，要道也。」生氣、死氣，據雲笈七籤卷五十九項子食氣法云：「常以清旦，鼻内氣咽之，經行勿休，口口吐之，所謂食生吐死，可以長生。從夜半至日中爲生氣，日中後至子時前爲死氣。」

①君　雲笈七籤無。
②納　雲笈七籤作「内」。
③口吐氣爲死　雲笈七籤無。
④常　雲笈七籤作「但」。
⑤納　雲笈七籤作「内」。

〔三〕謂鼻納氣爲生，口吐氣爲死也　上清黄書過度儀有食生吐死法，此雖男女雙修方術，亦主張「以鼻微微納生氣，低頭咽之，俱卧瞑目，以口微微吐死氣」。

〔四〕凡人不能服氣，從朝至暮，常習不息，徐而舒之　「徐而舒之」，醫心方作「修而舒之」。太清金液神丹經卷上論行氣引老君云：「從朝至暮，常習不息，即長生也。」

服氣經曰〔一〕：道者，氣也，保氣則得道，得道則長存〔二〕。神者，精也，保精則神明，神明則長生〔三〕。精者，血脈之川流，守骨之靈神也〔四〕。精去則骨枯，骨枯則死矣〔五〕。是以爲道，務寶其精〔六〕。從夜半至日中爲生氣〔七〕，從日中後至夜半爲死氣，當以生氣時正偃①卧，瞑目握固，握固者，如嬰兒之拳②手，以四指押母指③也〔八〕。閉氣不息，於心中數至二百，乃口吐氣出之。日增息。如此身神具，五藏安〔九〕。能閉氣至二百五十④，華蓋明，華蓋，眉也⑤〔一〇〕。

---

① 偃　原作「僵」，據雲笈七籤改。
② 拳　雲笈七籤作「捲」。
③ 母指　雲笈七籤作「大母指」。
④ 十　此後雲笈七籤有「息」字。
⑤ 華蓋眉也　雲笈七籤爲大字，作「華蓋明則」。

耳目聰明，舉身無病，邪不干①人也。

【注】

〔一〕服氣經曰　本段文字見醫心方卷二十七用氣第四引養生要集，亦見太平御覽卷七百二十引養生要集，故養性延命録訓注併爲一條；王文宏、崔志光評注本起於「服氣經曰」，至於後文「勿取氣」。按，通志卷四百四十九著録服氣經兩卷、服氣要經一卷、赤松子服氣經一卷。雲笈七籤卷六十又引有中山玉櫃服氣經。此服氣經則不知出自以上何篇。另據唐初釋法琳辯正論引用本文，止於「骨枯則死矣」，文字全同，稱養生服氣經，疑即是此。

〔二〕道者，氣也，保氣則得道，得道則長存　醫心方及太平御覽引文「保氣」俱作「寶氣」。後文「保精」亦作「寶精」。三洞珠囊卷四引老君曰：「道者，氣也。保氣則得道，得道則長久。」雲笈七籤卷五十九墨子閉氣行氣法引老子曰：「生不再來，故遵之以道。道者，氣之寶。寶氣則得道，得道即長生矣。」

〔三〕神者，精也，保精則神明，神明則長生　三洞珠囊卷四引「老君曰」亦有此文，繼又云：「長生道，精爲寶。精者，人之所由生也。精爲寶，故曰道也。」墨子閉氣行氣法引「老子曰」亦有此文，繼又云：「氣行之則爲道也，精存之則爲寶也。」皆是對寶精愛氣之闡釋。

① 干　雲笈七籤作「忓」。

〔四〕精者，血脈之川流，守骨之靈神也　神仙食炁金櫃妙録引老君曰：「精者，血脈之川源，守骨之靈神也。精去則骨枯，骨枯則死，是以寶之也。」

〔五〕以上數句論述寶精愛氣之重要性，此如抱朴子内篇微旨所説：「九丹金液，最是仙主，然事大費重，不可卒辦也。寶精愛氣，最其急也。」

〔六〕是以爲道，務寶其精　此句爲過渡，引入下文修習方法之介紹。丁光迪校注本於此句後提行，本無不妥，然不僅醫心方、太平御覽引養生要集在此處連續，雲笈七籤卷五十九墨子閉氣行氣法引老子，亦以「行氣名鍊氣，一名長息」爲轉折，引入「其法」云云。故知本篇後文「從夜半至日中爲生氣」等，乃是寶精之具體方法。

〔七〕從夜半至日中爲生氣　攝生纂録引服氣經云：「從夜半至日中爲生氣，日中至夜半爲死氣。常以生氣時正僵卧，瞑目握固，閉氣不息，於心中數至二百，乃口吐氣出之。日增息。如此則身神具，五臟安。能閉氣至二百五十，華蓋明，耳目聰，舉身無病，邪不干人矣。」太清金液神丹經卷上文字稍繁，云：「從夜半至日中爲生氣，日中至夜半爲死氣。常以生氣時正偃卧，冥目握固，閉氣息，於心中數至二百，乃口吐之。日日增數。如此身神具，五藏安。能閉氣數至二百五十，即絳宫神守，泥丸常滿，丹田充盛。數至三百，華蓋明，耳目聰，舉身無病，邪氣不復干，玉女來爲使，令長生無極也。」雲笈七籤卷五十九項子食氣法文字略簡，云：「從夜半至日中爲生氣，日中後至子時前爲死氣。常以生氣正生時仰眠，瞑目閉口，屈十指，置握固，不絶息，於心中數至二百，乃以口吐氣出之，增息。如此則身神具生，五臟安矣。」以上三段引文皆無夾注，應直接出自服氣經本文。至於醫心方與太平御覽所引者，乃是養生要集轉引之服氣經，在「握固」、「華蓋」後皆有小字注釋，此係養生要集原注。

〔八〕握固者，如嬰兒之拳手，以四指押母指也　醫心方與太平御覽引文皆作：「握固者，如嬰兒之捲手。」則末句「以四指押母指也」，當是陶弘景作養性延命録時所添。諸病源候論卷二十三卒魘候引養生方導引法云：「拘魂門，制魄户，名曰握固法。屈大拇指，著四小指内抱之，積習不止，眠時亦不復開，令人不魘魅。」

〔九〕如此身神具，五藏安　真誥卷五云：「君曰：常以夜半時，去枕平卧，握固放體，氣調而微者，身神具矣。」同卷又云：「三關者，口爲心關，足爲地關，手爲人關，謂之三關。三關調則五藏安，五藏安則舉身無病。」

〔一〇〕華蓋，眉也　上清黄庭内景經云：「眉號華蓋覆明珠。」

凡行氣〔一〕，以鼻納①氣，以口吐氣，微而引之，名曰長息〔二〕。納氣有一，吐氣有六。

---

① 納　雲笈七籤作「内」，本段「納」字皆同，不復注明。

納氣一者，謂吸也。吐氣有①六者，謂吹、呼、唏、呵、嘘、呬〔三〕，皆出氣也。凡人之息，一呼一吸，無②有此數〔四〕。欲爲長息吐氣之法，時寒可吹，時③温可呼〔五〕。委曲治病〔六〕，吹以去風④，呼以去熱⑤，唏以去煩，呵以下氣，嘘以散滯，呬以解極〔七〕。凡人極者，則多嘘呬〔八〕。道家行氣，率⑥不欲嘘呬。嘘呬者，長息之忌⑦也。此男女俱存法〔九〕，法出於仙經。

【注】

〔一〕凡行氣　養性延命録訓注止於後文「勿取氣」，本書分爲兩段，前段見神仙食炁金櫃妙録，文字小異，録出備參：「行炁，以鼻納炁，以口吐炁，微而引之，名曰長息。納炁有一，吐炁

---

① 有　雲笈七籤無。

② 無　底本及雲笈七籤並作「元」，本條注釋所引各書皆作「無」，文意亦合。此當是抄寫時省爲「无」，訛成「元」者，因改爲「無」。

③ 時　雲笈七籤無。

④ 風　雲笈七籤作「熱」。

⑤ 熱　雲笈七籤作「風」。

⑥ 率　雲笈七籤作「多」。

⑦ 忌　底本及雲笈七籤並作「心」，文意難通，丁光迪校注本據神仙食炁金櫃妙録改爲「忌」，從之。

有六。納炁一者，謂吸也；吐炁六者，謂吹、呼、唏、呵、嘘、呬，皆出炁也。凡人之息，一呼一吸，無有此數。欲爲長息吐炁之法，時寒可吹，時温可呼。委曲治病，吹以去寒；呼以去熱；唏以去風，又以去痛；呵以去煩，又以下炁；嘘以散滯；呬以解極。凡人極者，則多嘘呬。道家行炁，率不欲嘘呬者。嘘呬者，長息之忌也。此男女俱存法，本於仙經。」此外，亦見於太清金液神丹經卷上、攝生纂録、延陵先生集新舊服氣經、雲笈七籤卷五十九神仙絶穀食氣經、卷六十一服氣雜法秘要口訣等，皆可資校勘。

〔二〕以鼻納氣，以口吐氣，微而引之，名曰長息　此劉安條所謂「食生吐死」，即鼻納生氣，口吐死氣。神仙絶穀食氣經云：「思一則正氣來至，正氣來至則口中甘香，口中甘香則津液多生，而鼻息微長，鼻息微長則五藏安，五藏安則氣各順理，如法爲長生久壽。行之之法，以鼻微微引氣内之，以口吐之，此爲長息。」鼻息微長即是「長息」。

〔三〕吹、呼、唏、呵、嘘、呬　吐氣六字訣各本有異文，攝生纂録同本篇。太清金液神丹經作：「吹、呵、嘻、呴、嘘、呬。」神仙食炁金櫃妙録作：「吹、呼、嘻、呵、嘘、呬。」延陵先生集新舊服氣經作：「吹、呼、嘻、呴、嘘、呬。」神仙絶穀食氣經作：「呼、吹、嘻、呵、嘘、呬。」摩訶止觀卷八借用此法，有云：「用氣治者，謂吹、呼、嘻、呵、嘘、呬。皆于唇吻吐納，轉側牙舌，徐詳運心，帶想作氣。」

〔四〕無有此數　無此講究之意。謂凡人既不知口吐鼻納，更談不上吐氣六種。

（五）時寒可吹，時温可呼　此處「時寒」、「時温」，非指疾病。意即遭遇寒冷時、感覺温熱時，可分别用「吹」訣或「呼」訣應付。如摩訶止觀云：「若冷用吹，如吹火法；熱用呼。」

（六）委曲治病　委曲有勉强意，亦有詳盡意，此當是取前者，如此方能理解後文既説「噓以散滯，呬以解極」，又説「道家行氣，率不欲噓呬」。

（七）以六字訣治病，各書説法不同，不煩録。唯可注意者，攝生纂録無「噓以散滯，呬以解極」八字，修改爲：「又以下氣虚者則多噓呬，道家行氣，卒不欲噓呬者，長息之忌也。」

（八）凡人極者，則多噓呬　「極」應即後文引明醫論所言之「六極」。爾雅：「呬，息也。」此處「噓」疑同「歔」，歔息也。

（九）此男女俱存法　意即男女皆可修習。攝生纂録云：「此男女俱可行此法。」

行氣者，先除鼻中毛，所謂通神之路（一）。若天露惡風、猛寒①大熱時，勿取氣（二）。

【注】

（一）行氣者，先除鼻中毛，所謂通神之路　醫心方卷二十七用氣第四引養生要集云：「行氣者，先除鼻中毛，所謂通神路，常人又利喘也。」攝生纂録亦云：「凡將調氣者，先除鼻中

---

① 天露惡風猛寒　雲笈七籤作「天惡風猛大寒」。

毛，所謂通神之路也。」

〔二〕若天露惡風，猛寒大熱時，勿取氣　醫心方卷二十七用氣第四引養生要集云：「若天霧、惡風、猛寒、大熱，勿取氣，但閉之而已。微吐，尋復閉之。」攝生纂録引仙經云：「若大霧、大雨、大風之日，不得行氣，但閉而勿調。」千金要方卷二十七調氣法第五云：「若天陰霧、惡風、猛寒，勿取氣也，但閉之。」

明醫論云〔一〕：疾之所起，自生五勞，五勞既用，二藏先損，心腎受邪，府藏俱病〔二〕。五勞者〔三〕：一曰志勞，二曰思勞，三曰心勞，四曰憂勞，五曰疲勞。五勞則生六極〔四〕：一曰氣極，二曰血極，三曰筋極，四曰骨極，五曰精極，六曰髓極。六極即爲七傷〔五〕，七傷故變爲七痛〔六〕，七痛爲病，令人邪氣多正氣少，忽忽喜忘①，悲傷不樂飲食，不生肌膚，顔色無澤，髮白枯槁，甚者令人得大風偏枯筋縮，四肢拘急攣縮，百關隔塞，羸瘦短氣，腰脚疼痛。此由早娶，用精過差，血氣不足，極勞之所致也〔七〕。

① 忘　雲笈七籤作「怒」。

凡病之來，不離於五藏，事須識根①。不識者，勿爲之耳〔八〕。心藏病者，體有冷熱，呼吹②二氣出之〔九〕；肺藏病者，胸背③脹滿，嘘氣④出之〔一〇〕；脾藏病者，體上游風習習⑤，身癢疼悶，唏氣出之〔一一〕；肝藏病者，眼疼，愁憂不樂，呵氣出之〔一二〕。腎藏病者，咽喉窒塞，腹滿耳聾，呬氣出之。⑥

已上十二種調氣法〔一三〕，依⑦常以鼻引氣，口中吐氣，當令氣聲逐字吹、呼、嘘、呵、唏、

---

① 根　雲笈七籤作「相若」。

② 吹　雲笈七籤作「吸」。

③ 背　雲笈七籤作「膈」。

④ 氣　雲笈七籤無。

⑤ 習習　雲笈七籤作「飄飄」。

⑥ 腎藏病者咽喉窒塞腹滿耳聾呬氣出之　底本及雲笈七籤皆無此十六字，據本篇言，「凡病之來，不離于五藏」，獨缺腎藏病，談論治法亦缺「呬」，顯然有脱文。丁光迪校注本據千金要方卷二十七調氣法第五補「腎藏病者體冷陰衰面目惡痿呬氣出之」，所見甚是，但諸病源候論引養生方導引法顯然在先，宜以爲據，不必從千金要方也。本書據諸病源候論補，故與丁光迪校注本略有不同。

⑦ 依　雲笈七籤作「但」。

呬吐之。若患者依此法，皆須恭敬，用心爲之，無有不差，愈①病長生要術②。

【注】

〔一〕明醫論云　本段見千金翼方卷十五敘虛損論第一、外臺秘要卷十七五勞六極七傷方、千金要方卷二十七調氣法第五、諸病源候論卷三虛勞候，詳略不一，注釋詳後。

〔二〕疾之所起，自生五勞，五勞既用，二藏先損，心腎受邪，府藏俱病　此見千金翼方卷十五敘虛損論第一。「自生」，千金翼方作「生自」。

〔三〕五勞者　千金翼方卷十五敘虛損論第一，千金要方卷十九補腎第八敘五勞皆如此。諸病源候論卷三虛勞候五勞有二説，其一同本篇，但第五作「瘦勞」。論者以爲「疲勞」、「瘦勞」皆是「瘐勞」之訛。另説五勞爲心肝脾肺腎五藏勞。

〔四〕五勞則生六極　諸書六極略有不同，諸病源候論有「肌極」，千金翼方有「肉極」，均無「髓極」。千金要方卷十九補腎第八敘六極同本篇。諸病源候論云：「六極者，一曰氣極，令人内虛，五藏不足，邪氣多正氣少，不欲言。二曰血極，令人無顏色，眉髮墮落，忽忽喜忘。三曰筋極，令人數轉筋，十指爪甲皆痛，苦倦不能久立。四曰骨極，令人痠削，齒苦痛，手

① 愈　此前雲笈七籤有「此即」二字。
② 術　此後雲笈七籤有「也」字。

足煩疼，不可以立，不欲行動。五曰肌極，令人羸瘦，無潤澤，飲食不生肌膚。六曰精極，令人少氣，噏噏然內虛，五藏氣不足，毛髮落，悲傷喜忘。」

〔五〕六極即爲七傷　七傷亦有兩説，一者爲腎氣虧損之七種癥狀，諸病源候論云：「一曰陰寒，二曰陰痿，三曰裏急，四曰精連連，五曰精少、陰下濕，六曰精清，七曰小便苦數，臨事不卒。」另一説則是心肝脾肺腎五藏傷，以及傷形、傷志（諸病源候論）；或五藏傷，以及骨傷、脈傷（千金要方）。

〔六〕七傷故變爲七痛　七痛不詳所指，千金翼方卷十五敘虛損論第一敘七傷以後，不言七痛，徑云：「七傷爲病，令人邪氣多，正氣少，忽忽喜忘而悲傷不樂，奪色黧黑，飲食不生肌，膚色無潤澤，髮白枯槁。」又云：「五勞六極七傷，七氣積聚變爲病者，甚則令人得大風緩急，濕痺不仁，偏枯筋縮，四肢拘攣，關節隔塞，經脉不通，便生百病。羸瘦短氣，令人無子。」

〔七〕以上總論虛損病源，目的在引入下段調氣治病之法，方符合本篇標題「服氣療病」之宗旨。

〔八〕凡病之來，不離於五藏，事須識根。不識者勿爲之耳　太清道林攝生論云：「凡百病不離五藏，事須識其相類，善以知之。」千金要方卷二十七調氣法第五云：「凡百病不離五藏，五臟各有八十一種疾，冷熱風氣計成四百四病，事須識其相類，善以知之。」

〔九〕心藏病者，體有冷熱呼吹二氣出之　諸病源候論卷十五心病候引養生方導引法云：「心藏病者，體有冷熱，若冷，呼氣入，若熱，吹氣出。」千金要方卷二十七調氣法略同。

〔一〇〕肺藏病者，胸背脹滿噓氣出之　諸病源候論卷十五肺病候引養生方導引法云：「肺藏病者，體胸背痛滿，四肢煩悶，用噓氣出。」千金要方卷二十七調氣法略同。

〔一一〕脾藏病者，體上游風習習，身癢疼悶，唏氣出之　諸病源候論卷十五脾病候引養生方導引法云：「脾藏病者，體面上游風習習，痛，身體癢，煩悶疼痛，用嘻氣出。」千金要方、太清道林攝生論並作「唏氣」。

〔一二〕肝藏病者，眼疼，愁憂不樂，呵氣出之　諸病源候論卷十五肝病候引養生方導引法云：「肝藏病者，愁憂不樂，悲思嗔怒，頭旋眼痛，呵氣出而愈。」千金要方卷二十七調氣法略同。

〔一三〕已上十二種調氣法　王文宏、崔志光評注本注釋說：「吹呼噓呵唏呬六字吐氣，每字都要以鼻吸，以口吐，合爲十二種。」其說不妥。據千金要方卷二十七調氣法第五云：「冷病者，用大呼三十遍，細呼十遍。呼法，鼻中引氣入，口中吐氣出，當令聲相逐，呼字而吐之。熱病者，用大吹五十遍，細吹十遍。吹如吹物之吹，當使字氣聲似字。肺病者，用大噓三十遍，細噓十遍。肝病者，用大呵三十遍，細呵十遍。脾病者，用大唏三十遍，細唏十遍。腎病者，用大呬五十遍，細呬三十遍。此十二種調氣法，若有病，依此法恭敬用心，無有不差。皆須左右導引三百六十遍，然後乃爲之。」太清道林攝生論略同。由此知所謂「十二種」，乃是「吹呼噓呵唏呬」按大吹、細吹計算而得者。

導引按摩篇第五

導引經云〔一〕：清旦未起，先①啄齒二七，閉目握固，漱滿②唾，三咽氣，尋閉③不息自極〔二〕，極乃徐徐出氣，滿三止。便起，狼踞鵄顧〔三〕，左右自摇，亦④不息自極，復三〔四〕。便起下牀，握固不息，頓踵三。還〔五〕，上一手，下一手，亦不息自極三。又叉手項上，左右自了捩⑤〔六〕，不息復三。又伸兩足及叉手前卻〔七〕，自極復三。皆當朝暮爲之，能數尤善。

【注】

〔一〕導引經云　攝生類纂之赤松子導引法引養生要集引導引經有此。其略云：「清旦未起，先啄齒二七，閉目握固，漱津唾，三咽氣，尋閉息，極，乃徐徐頓踵三，還上牀，叉手頓項上，

---

① 先　雲笈七籤無。
② 滿　雲笈七籤作「漏」。
③ 閉　此後雲笈七籤有「而」字。
④ 亦　雲笈七籤作「曳」。
⑤ 捩　雲笈七籤作「戾」。

左右自引捩，不息復三，伸兩足，返手前卻，自極復三。皆當朝暮爲之，能數尤善。」其文與養性延命録略異，動作稍簡略，意思則較爲分明，可助本篇之句讀。養性延命録訓注止於後文「令人目明」；王文宏、崔志光評注本止於「邪氣百毒不得入」並小字注釋。

〔二〕尋閉不息自極　太清導引養生經之赤松子導引法云：「叉手胸脇前，左右摇頭，不息自極，止。」真誥卷十云：「夫學道唯欲嘿然養神，閉氣使極，吐氣使微。」意指屏息至極限狀態。

〔三〕狼踞鵄顧　「鵄」同「鴟」，貓頭鷹之類。動作模擬狼蹲踞，鴟反顧。鴟能身不動而回顧。

〔四〕復三　反復三次，此前後動作皆强調重複三遍。

〔五〕還　據前攝生類纂引文，知是「還上床」之省略。

〔六〕左右自了捩　「了捩」，説文解字注云：「凡物二股或一股，結糾紾縛不直伸者，曰了戾。」此動作或是雙手在項後十指交叉左右糾結。

〔七〕叉手前卻　「前卻」進退意，吴子治兵云：「前卻有節，左右應麾。」此指雙手交叉向前攀伸，再向後收回。

平旦〔一〕，以兩掌相摩令熱，熨眼三過；次又以指按①目四眥，令人目明。

【注】

〔一〕平旦　此句見諸病源候論卷二十八目暗不明候引養生方導引法云：「雞鳴，以兩手相摩令熱，以熨目，三行，以指抑目左右，有神光，令目明，不病痛。」引文作「以指抑目」，與雲笈七籤作「按目」正合，故取「按目」爲正，不用底本「搔目」之説。

按經文②〔一〕，拘魂門，制魄户，名曰握固，與魂魄安門户也。此固精明目，留年還白③之法〔二〕，若能終日握之，邪氣百毒不得入。握固法：屈大拇指於四小指下，把之。積習不止，眠④中亦不復開。一説云，令人不遭魔魅。

【注】

〔一〕按經文　本段文字見醫心方卷二十七導引法第五引養生要集，亦見諸病源候論卷二十三

① 按　原作「搔」，據雲笈七籤改，亦參本條注釋。
② 文　雲笈七籤作「云」。
③ 白　雲笈七籤作「魄」。
④ 眠　雲笈七籤作「即眠」。

卒魇候引養生方導引法，互有詳略。養生方導引法云：「拘魂門，制魄户，名曰握固法。屈大母指，著四小指内抱之，積習不止，眠時亦不復開，令人不魇魅。」養生要集云：「拘魂門，制魄户，名曰握固，令人魂魄安。魂門魄户者，兩手大拇指本内近爪甲也。此固精明目，留年還白之法，若能終日握之，邪氣百毒不得入。」並有小字注釋云：「握固法：屈大拇指著四小指内抱之。積習不止，眠中亦不復開。一説云，令人不厭魅。」此亦證明，部分小字注釋爲養生要集原有，非盡是陶弘景所添。

〔二〕留年還白之法　「還白」是轉白爲黑之意。抱朴子内篇論仙云：「以還白藥食白犬，百日毛盡黑。」真誥卷二云：「面者神之庭，髮者腦之華，心悲則面燋，腦減則髮素，所以精元内喪，丹津損竭也。妄有童面之經，還白之法，可乎。」故雲笈七籤作「還魄」，誤。

内解云〔一〕：一曰精，二曰唾，三曰淚，四曰涕，五曰汗，六曰溺〔二〕，皆所以損人也，但爲損者有輕重耳。人能終日不涕唾，隨有漱滿①咽之，若恒含棗核咽之〔三〕，令人愛氣生津液，此大要也。謂取津液，非咽核也。

① 滿　雲笈七籤作「漏」。

【注】

〔一〕內解云　本段「人能終日不涕唾」云云，見醫心方卷二十七用氣第四引養生要集引養生內解，故知此言「內解」，即養生內解。引文云：「人能終日不唾，含棗而咽之，令人愛氣生津液，此大要也。」又見諸病源候論卷三引養生方導引法云：「人能終日不唾，恒含棗核而嚥之，受氣生津，此大要也。」此處注釋「謂取津液，非咽核也」，當是陶弘景所加。王文宏、崔志光評注本止於後文「去胸臆中熱」。

〔二〕一曰精，二曰唾，三曰淚，四曰涕，五曰汗，六曰溺　此六物名爲「六液」。雲笈七籤卷五十六元氣論引道林曰：「此道亦謂玉醴金漿法。玉醴金漿，乃是服鍊口中津液也。一曰精，二曰淚，三曰唾，四曰涕，五曰汗，六曰溺。人之一身，有此六液，同一元氣，而分配五臟六腑、九竅四肢也。知術者，常能歲終不泄，所謂數交而不失出，便作獨卧之仙人也。常能終日不唾，恒含而咽之，令人精氣常存，津液常留，面目有光。」真誥卷十亦云：「學生之法，不可泣淚及多唾泄，此皆爲損液漏津，使喉腦大竭，是以真人道士，常吐納咽味，以和六液。」

〔三〕若恒含棗核咽之　至言總卷四云：「常含棗核，取津液數數吞之，其唾亦永不棄之。」

常每旦啄齒三十六通〔一〕，能至三百，彌佳，令人齒堅不痛。次則以舌攪漱口中津液，

滿口①咽之，三過止。次摩指少陽〔二〕令熱，以熨目，滿二七止，令人目明。

【注】

〔一〕常每旦啄齒三十六通　此下皆導引具體操作，每法單獨一段。養性延命録訓注止於後文「辟風邪」。此段見醫心方卷二十七導引法第五引養生要集云：「常以向晨摩目畢，啄齒卅六下，以舌熟料二七過，漱漏口中津液，滿口咽之，三過止。亦可二七啄齒，一啄一咽，滿三止。」又引養生要集引養生内解云：「常以向晨摩指少陽令熱，以熨目，滿二七止。」

〔二〕指少陽　手少陽三焦經循行無名指近小指一側。

每旦初起〔一〕，以兩手叉②兩耳，極，上下熱挼之，二七止，令人耳不聾。次又啄齒漱玉泉，三咽，縮鼻閉氣〔二〕，右手從頭上引左耳二七，復以左手從頭上引右耳二七止，令人延年不聾。次又引兩鬢髮，舉之一七，則總取髮，兩手向上，極勢擡上一七，令人血氣通，頭不白。

① 攬漱口中津液滿口　雲笈七籤作「漱漏滿口中津液」。

② 叉　雲笈七籤作「掩」。

【注】

〔一〕每旦初起　此段見攝生纂録之赤松子坐引法引養生要集云：「清旦初起，以兩手叉兩耳，極，上下之，二七，令人耳不聾。次縮鼻閉氣，右手從頭上引左耳二七止。次復以左手從頭上引右二七。次引兩鬢舉之，令人血氣流通，頭不白。」太平御覽卷七百二十引養生要集略同，唯訛字太多，不具引。醫心方卷二十七導引第五引養生要集僅取其第一句：「清旦初起，以兩手叉兩耳，極，上下之，二七止，令人耳不聾。」其他文獻亦有類似説法，録出備參。諸病源候論卷九時氣候引養生方導引法云：「清旦初起，以左右手交互從頭上挽兩耳，舉，又引鬢髮，即流通，令頭不白，耳不聾。」外臺秘要卷三同。千金翼方卷十二養性禁忌第一引彭祖曰：「清旦，初以左右手摩交耳，從頭上挽兩耳，又引髮，則面氣通流，如此者令人頭不白，耳不聾。」上清三真旨要玉訣引自然經云：「兩手相摩，乘頟訖，以手叉兩耳，極，上下之，二七止，令人終已不聾。次縮鼻閉氣，以右手從頭上引左耳二七，復以左手從頭上引右耳二七止，令人長生。」

〔二〕縮鼻閉氣　雲笈七籤卷十二下部經「津液醴泉通六府，隨鼻上下開兩耳」句注：「閉氣縮鼻，長久微息。呼吸元氣，一上一下，縮鼻不止開其耳。」

又法〔一〕，摩手令熱以摩面，從上至下，去邪氣，令人面上有光彩。

又法，摩手令熱，雷[①]摩身體，從上至下，名曰乾浴，令人勝風寒時氣、寒[②]熱頭痛、百病皆除。夜欲卧時，常以兩手揩摩身體，名曰乾浴，辟風邪。

【注】

〔一〕又法　此段見攝生纂録之赤松子坐引法引養生要集云：「摩手令熱以摩面，從上下，二七止，去邪氣，令面有光。又摩手令熱，以摩身體，從上至下，名乾浴，令人勝風寒時熱，頭痛疾病並皆除也。」醫心方卷二十七導引第五引養生要集略同。此段亦見諸病源候論卷九時氣候引養生方導引法：「摩手掌令熱以摩面，從上下二七止。去皯氣，令面有光。又，摩手令熱，從體上下，名曰乾浴，令人勝風寒時氣，寒熱頭痛，百病皆愈。」千金翼方卷十二養性禁忌第一引彭祖曰：「又摩掌令熱以摩面，從上向下二七過，去皯氣，令人面有光。又令人勝風寒時氣，寒熱頭痛，百疾皆除。」上清三真旨要玉訣引自然經云：「兩手相摩令熱，以摩面，入髪中，三周而止，能盡摩身軀又佳，名曰乾浴也。」

---

① 雷　雲笈七籤無。

② 寒　底本及雲笈七籤皆無，丁光迪校注本據千金翼方卷十二補。今按，諸病源候論卷九時氣候引養生方導引法、醫心方卷二十七引養生要集皆有「寒」字，因從丁本補。

峻坐〔一〕，以左手托頭，仰右手向上盡勢托，以身並手振動三，右手①托頭振動亦三，除人睡悶。

平旦，日未出前，面向南峻坐，兩手托䏶〔二〕，盡勢振動三，令人面有光澤。

【注】

〔一〕峻坐　此條未檢得出處。養性延命録訓注止於後文「手扶一物」。按，峻坐，千金要方卷二十七居處法第三云：「凡家中有經像，行來先拜之，然後拜尊長，每行至則峻坐焉。」醫心方卷二十七行止第六引千金方云：「寒跏趺坐，暖舒腳眠。峻坐以兩足作八字，去冷，治五痔病。」又，攝神纂録之婆羅門導引法云：「第二龜引。峻坐，兩足如八字，以手拓膝行，搖動，又左顧右顧。」此亦不測峻坐是何種坐法。王文宏、崔志光評注本注釋：「峻坐，挺直背部坐高、坐直。」未知何據。

〔二〕䏶　同「髀」，股部、大腿。

① 手　雲笈七籤無。

平①旦起〔一〕，未梳洗前，峻坐，以左手握右手于左脞上，前卻盡勢，挼②左脞三。又以右手握左手於右脞上，前卻，挼右脞亦三。次又叉③兩手向前盡勢推三。次叉④兩手向胸前，以兩肘向前，盡勢三次。直引左臂，拳⑤曲右臂，如挽一斛五斗弓勢〔二〕，盡力爲之；右手挽弓勢亦然。次以右手托地，左手仰托天，盡勢；右亦如⑥然。次拳兩手，向前築，各三七。次拳左手盡勢向背上，握指三；右手亦如之。療背膊臂肘勞氣，數爲之，彌佳。

【注】

〔一〕平旦起　此條未檢得出處。千金要方卷二十七按摩法第四之天竺國按摩，太清道林攝生論、至言總卷五老子按摩法，正一法文修真旨要之導引法，皆與之近似，可參看。

〔二〕如挽一斛五斗弓勢　开弓力量通常以「石」計，偶用「斛」計量，如南史董僧慧傳謂董「能反手於背彎五斛弓，當世莫有能者」。前舉各書，皆言「兩手如挽五石力弓」，此則言「一斛五

---

①　平　雲笈七籤作「生」。

②　挼　雲笈七籤作「按」，下「挼」字同。

③　叉　雲笈七籤無。

④　叉　雲笈七籤作「又叉」。

⑤　拳　雲笈七籤作「捲」。此後兩處「拳」，雲笈七籤亦作「捲」。

⑥　如　雲笈七籤無。

斗弓」，度量折算可參夢溪筆談卷三：「鈞石之石，五權之名，石重百二十斤。後人以一斛爲一石，自漢已如此，飲酒一石不亂是也。挽蹶弓弩，古人以鈞石率之。今人乃以粳米一斛之重爲一石。凡石者，以九十二斤半爲法，乃漢秤三百四十一斤也。今之武卒蹶弩，有及九石者，計其力乃古之二十五石，比魏之武卒，人當二人有餘；弓有挽三石者，乃古之三十四鈞，比顏高之弓，人當五人有餘。此皆近歲教養所成。」要之，五石弓力量過强，非常人可開，疑陶弘景修改爲一石五斗，以符合實際情況，寫作「一斛五斗」，乃是當時習慣。

平旦〔一〕，便轉訖〔二〕，以一長拄杖策腋，垂左腳於牀前，徐峻，盡勢掣左腳五七①，右亦如之，療腳氣疼悶，腰腎間②冷氣、冷痺及膝冷、腳冷③，并主之。日夕三掣，彌佳。勿大飽及忍小便，掣如不用拄杖，但遣所掣腳不著地，手扶一物亦得。

【注】

〔一〕平旦　此條未檢得出處。

①　五七　此後雲笈七籤有「迴」字。
②　間　雲笈七籤無。
③　腳冷　雲笈七籤無。

〔二〕便轉訖　檢敦煌卷子伯二八八二整理者命名不知名醫方第六種，有内藥方療一切風冷病，肛門用藥，然後「於浄地便轉，以杖攩看病狀」，文中「便轉」或是解便之意。則「平旦便轉訖」，即言清晨便後，此亦與後文勿忍小便呼應。

晨夕以梳①梳頭〔一〕，滿一千梳，大去頭風，令人髮不白〔二〕。梳訖，以鹽花及生麻油搓頭項②上〔三〕，彌佳。如有神明膏搓之〔四〕，甚佳。旦欲梳洗時，叩齒一百六十，隨有津液，便咽之。訖，以水漱口，又更以鹽末揩齒，即含取微酢清漿半小合許，熟漱。取鹽湯吐洗兩目。訖，閉目③，以冷水洗面，必④不得遣冷水入眼中。此法齒得堅浄，目明無淚，永無䘌⑤齒〔五〕。平旦洗面時，漱口訖，咽一兩咽冷水，令人心明浄，去胸臆中熱。

---

①以梳　雲笈七籤無。
②項　雲笈七籤作「頂」，丁光迪校注本據改爲「頂」。
③閉目　雲笈七籤無。
④必　雲笈七籤無。
⑤䘌　原作「⿷匚虫」，據雲笈七籤改。

【注】

〔一〕晨夕以梳梳頭　此條未檢得出處。養性延命録訓注誤將上句「亦得」讀入本句。

〔二〕晨夕以梳梳頭，滿一千梳，大去頭風，令人髮不白　至言總卷二云：「千過梳頭髮不白，朝夕啄齒齒不齲。」諸病源候論卷二十七白髮候引養生方亦云：「千過梳頭髮不白。」真誥卷九云：「櫛頭理髮，欲得多過，通流血氣，散風濕也。數易櫛，更番用之也，亦可不須解髮也。」三元延壽參贊書卷二云：「真人曰：髮多櫛，去風明目，不死之道也。又曰：頭髮梳百度。」

〔三〕以鹽花及生麻油搓頭項上　鹽花指鹽霜、細鹽末，如本草綱目卷十一食鹽條附方引永類鈐方云：「海鹽以百沸湯泡散，清汁於銀石器内，熬取雪白鹽花，新瓦器盛。每早揩牙漱水，以大指甲點水洗目，閉坐良久，乃洗面。名洞視千里法，極神妙。」聖濟總録纂要卷十七有治風熱衝目赤脈努肉之摩頂明目神膏，用生麻油、真酥、馬牙硝、朴硝、鹽花、生犀角、車前子、淡竹葉等十八物作膏，「每日飯後及卧時，開髮滴頂心，以生鐵熨斗子摩頂一二千下，兼去目中熱毒昏障痛澁」。與本篇有類似之處。

〔四〕如有神明膏搓之　漢曹全碑提到：「合匕首藥、神明膏。」此膏係摩膏，配合按摩使用，千金要方卷八風懿第六有論云：「夫眼瞤動，口唇偏喎，皆風入脉，急與小續命湯、附子散、摩神明膏、丹參膏，依穴灸之。」神明膏同名處方甚多，大約可依外臺秘要卷三十一古今諸家膏方中廣濟神明膏爲準。

〔五〕此法齒得堅浄，目明無淚，永無䘌齒　䘌齒即是齲齒。肘後備急方卷六引藥性論云：「空心用鹽揩齒，少時吐水中洗眼，夜見小字，良。」證類本草卷四食鹽條引食療本草云：「以皂莢兩挺，鹽半兩，同燒令通赤，細研。夜夜用揩齒，一月後有動者齒及血䘌齒，并差，其齒牢固。」

譙國華陀①善養生②〔一〕，弟子廣陵吴普、彭城樊阿受③術於陀。陀語④普曰〔二〕：人體欲得勞動，但不當使極耳。人身常摇動，則穀氣消，血脈流通，病不生，譬猶户樞不朽是也。古之仙者，及漢時有道士君倩者⑤，爲導引之術，作熊⑥經鵄顧〔三〕，引挽腰體，動諸關節，以求難老也。吾有一術，名曰五禽戲，一曰虎，二曰鹿，三曰熊，四曰猨，五曰鳥〔四〕，亦

① 陀　雲笈七籤作「佗」，下皆同。
② 生　雲笈七籤作「性」。
③ 受　雲笈七籤作「授」。
④ 語　雲笈七籤作「嘗語」。
⑤ 者　原無，據雲笈七籤補。
⑥ 熊　雲笈七籤作「猿」。

以除疾，兼利手足，以常導引。體中不快，因起作一禽之戲，遣微汗出即止，以粉塗身，即身體輕便，腹中思食。吴普行之，年九十餘歲①，耳目聰明，牙齒堅完，喫食如少壯也。

【注】

〔一〕譙國華陀善養生　此條見三國志魏志華佗傳，其略云：「廣陵吴普、彭城樊阿皆從佗學。普依準佗治，多所全濟。佗語普曰：人體欲得勞動，但不當使極爾。動摇則穀氣得消，血脈流通，病不得生，譬猶户樞不朽是也。是以古之仙者爲導引之事，熊頸鴟顧，引輓腰體，動諸關節，以求難老。吾有一術，名五禽之戲，一曰虎，二曰鹿，三曰熊，四曰猨，五曰鳥，亦以除疾，並利蹄足，以當導引。體中不快，起作一禽之戲，沾濡汗出，因上著粉，身體輕便，腹中欲食。普施行之，年九十餘，耳目聰明，齒牙完堅。」後漢書方術列傳華佗傳同。上文全出史書，故養性延命録訓注在此分段，本書從之。王文宏、崔志光評注本止於後文「必得延年」。

〔二〕陀語普曰　醫心方卷二十七導引第五引華佗别傳云：「佗嘗語吴普云：人欲得勞動，但不當自極耳。體常動摇，穀氣得消，血脈流通，病則不生。卿見户樞，雖用易腐之木，朝暮開閉動摇，遂最晚朽。是以古之仙者赤松、彭祖之爲導引，蓋取於此。」

①　歲　雲笈七籤無。

〔三〕作熊經鵄顧　此句後漢書有注云：「熊經，若熊之攀枝自懸也。鴟顧，身不動而迴顧也。莊子曰：吐故納新，熊經鳥申，此導引之士，養形之人也。」

〔四〕此句後漢書注引佗別傳云：「吴普從佗學，微得其方。魏明帝呼之，使爲禽戲，普以年老，手足不能相及，粗以其法語諸醫。普今年將九十，耳不聾，目不冥，牙齒完堅，飲食無損。」

虎戲者〔一〕，四肢距地，前三擲，卻二擲，長引腰，側腳①仰天〔二〕，即返距行，前卻各七過也。

鹿戲者，四肢距地，引項反顧，左三右二，伸左右腳②，伸縮亦三亦二也〔三〕。

熊戲者，正仰，以兩手抱膝下，舉頭，左擗③〔四〕地七，右亦七，蹲地，以手左右托地。

猨戲者，攀物自懸，伸縮身體，上下一七，以腳拘物自懸，左右七，手鉤卻立，按頭各七。

① 側腳　雲笈七籤作「乍卻」。
② 伸左右腳　雲笈七籤作「左右伸腳」。
③ 擗　雲笈七籤作「僻」。

鳥戲者，雙立手，翹一足，伸兩臂，揚眉用①力，右二七，坐伸腳，手挽足趾②各七，縮伸二臂各七也。

夫五禽戲法，任力爲之，以汗出爲度。有汗以粉塗身，消穀氣，益氣力③，除百病，能存行之者，必得延年。

【注】

〔一〕虎戲者　五禽戲法亦見太上老君養生訣，其略云：「虎戲：四肢距地，前三躑，卻三躑，長引膚，乍前乍卻，仰天即返伏，距地行前卻各七。熊戲：正仰，以兩手抱膝下，舉頭左擗地七，右亦七，躑地，手左右托地，各七。鹿戲：四肢距地，引項反顧，左三右三，左申右腳，右申左腳，左右申縮，亦三止。猿戲：攀物自懸，申縮身體，上下七，以腳拘物倒懸，左七右七，坐，左右手拘腳五，按各七。鳥戲：立起，翹一足，申兩臂，揚扇用力，各二七。坐，申腳起，挽足指各七，申縮兩臂各七。夫五禽戲法，任力爲之，以汗出爲限，輕身消穀氣，益氣力，除百病。陀行之，年過萬歲。教傳弟子廣陵吳普，亦得延年長壽。」異文可資參

① 用　雲笈七籤作「鼓」。

② 趾　雲笈七籤作「距」。

③ 消穀氣益氣力　雲笈七籤作「消穀食益」。

考。丁光迪校注本幾乎全盤據改，似又不必。

〔二〕側腳仰天　雲笈七籤作「乍卻仰天」，太上老君養生訣作「乍前乍卻」，文字皆通而動作不同，遵底本不改。

〔三〕鹿戲仍以太上老君養生訣描述較爲具體。

〔四〕擗　拍打意。

又有法〔一〕：安坐，未食前自按摩，以兩手相叉，伸臂股，導引諸脈，勝於湯藥。正坐，仰天呼出，飲食醉飽之氣立消。夏天爲之，令人涼不熱①。

【注】

〔一〕又有法　此段前句未檢得出處，後句兩見於太清導引養生經，一處作：「導引，服，正坐，仰天呼出酒食醉飽之氣，即飢醒，宜夏月行之，令人溫涼不躁。」另一處作：「正坐，仰天呼出飲食醉飽之氣，立消也。夏天爲之，令人自然涼不熱。」諸病源候論卷二十六飲酒中毒候引養生方云：「正坐，仰天呼出酒食醉飽之氣，出氣之後，立飢且醒。」

① 不熱　雲笈七籤作「矣」。

御女損益篇第六①

道以精爲寶〔一〕，施之則生人，留之則生身〔二〕。生身則求度在仙位，生人則功遂而身退〔三〕。功遂而身退，則陷欲以爲劇，何況妄施而廢。棄〔四〕損不覺多，故疲勞而命墮。天地有陰陽，陰陽人所貴；貴之合於道，但當慎無費〔五〕。

【注】

〔一〕道以精爲寶　此段亦見神仙食炁金櫃妙録，文字稍有不同，云：「道以精爲寶，施與人則生人，留於己則生身。生身永度世，名在於仙位。生人即功遂，功遂而身退。身退陷俗已爲劇，何況妄施而廢棄。棄損不覺多，故廢老而墜。天地有陰陽，陰陽人所貴。貴之合於道，但當慎無費。」此文有韻，前句「位」、「退」，後句「墜」、「貴」、「費」，古音皆在微部，故疑正文「故疲勞而命墮」，或是「故疲勞而命墜」之訛。雲笈七籤卷五十六爲此句之繁化，有云：「道以精爲寶，寶持宜密秘。施人則生人，留己則生己。生己永度世，名籍存仙位。

① 雲笈七籤無此篇，王文宏、崔志光評注本亦無此篇。

人生（當作『生人』）則陷身，身退功成遂。結嬰尚未可，何況空廢棄。棄捐不覺多，衰老而命墜。天地有陰陽，元氣人所貴。貴之合於道，但當慎無費。夫能養其元，綿綿服其氣。轉轉還其精，沖融妙其粹。」

〔二〕道以精爲寶，施之則生人，留之則生身　雲笈七籤卷八十八道生訣廣成子曰：「無勞爾形，無摇爾精，少思寡慾，可得長生。夫道之最要，以精爲根，以炁爲蒂。」「精」本有多重含義，本篇討論房中損益，故專指精液。三洞珠囊卷四引老君曰：「精者，血脉之川流也。精去則枯老，是以寶之也。人以身爲國，神爲君，精爲臣，氣爲民，常行愛精，此要道也。」

〔三〕生人則功遂而身退　此句本出於老子第九章：「功成名遂身退，天之道。」用意則不同，河上公章句云：「言人所爲，功成事立，名迹稱遂，不退身避位，則遇於害，此乃天之常道也。」想爾注則云：「名與功，身之仇，功名成，身即滅，故道誡之。」本篇即用後説，以「身退」爲肉身衰退、衰滅之意。

〔四〕功遂而身退，則陷欲以爲劇，何況妄施而廢棄　前引神仙食炁金櫃妙録作「陷俗」，三洞珠囊卷四亦作「俗」，此或故意作「欲」者，特指慾望。全句意即：功成身頹廢，陷入慾望不能自拔，更嚴重者則妄施精液而崩潰。三洞珠囊卷四全句云：「道以精爲寶，施與則生人，人留則生身。生身則永度世仙位也；生人即功遂而身退隱也。俗以爲劇，何況忘施而廢。棄損不覺多，故廢老而命墜也。」

〔五〕天地有陰陽，陰陽人所貴，貴之合於道，但當慎無費　本篇借此專指男女合陰陽，其主張大體與抱朴子内篇釋滯同：「人復不可都絶陰陽，陰陽不交，則坐致壅閼之病。故幽閉怨曠，多病而不壽也。任情肆意，又損年命。唯有得其節宣之和，可以不損。」

彭祖曰〔一〕：上士别牀，中士異被，服藥千裹〔二〕，不如獨卧。

【注】

〔一〕彭祖曰　此段見醫心方卷二十七大體第一引養生要集引彭祖曰，亦見千金翼方卷十二養性禁忌第一引彭祖曰，亦見神仙傳卷一彭祖。道家養生，金丹食餌、導引行氣之外，房中補益亦是重要組成部分。葛洪雖重視金丹大藥，抱朴子内篇微旨亦説：「凡服藥千種，三牲之養，而不知房中之術，亦無所益也。」孫思邈千金要方卷二十七養性，仍以「房中補益」爲第八，詳論所謂「御女之法」。陶弘景則偏於禁欲主義，故本篇雖名「御女損益」，以告誡語居多，較少涉及「九淺一深」、「動而不泄」之具體技術。本段養性延命録訓注止於後文「暮須護氣」。

〔二〕裹　量詞，囊也。穆天子傳卷二云：「貝帶四十，珠四百裹。」

色使目盲〔一〕，聲使耳聾，味使口爽〔二〕。苟能節宣其道適，抑揚其通塞者，可以增壽〔三〕。

【注】

〔一〕色使目盲　從上文「上士别牀」開始，至後文「暮須護氣」，皆見千金翼方卷十二養性禁忌第一，文字相連，故養性延命録訓注合爲一條。今按其内容分説三事，故别爲三條。

〔二〕色使目盲，聲使耳聾，味使口爽　老子第十二章云：「五色令人目盲，五音令人耳聾，五味令人口爽。」王弼注：「爽，差失也。失口之用，故謂之爽。」

〔三〕苟能節宣其道，適抑揚其通塞者，可以增壽　此句千金翼方作：「苟能節宣其宜適，抑揚其通塞者，可以增壽。」神仙傳卷一作：「苟能節宣其宜適，抑揚其通塞者，不減年筭。」雲笈七籤卷三十六攝生月令引彭祖攝生論云：「目不視不正之色，耳不聽不正之聲，口不嘗毒糲之味，心不起欺詐之謀，此之數種，乃亡魂喪精，減折筭壽者也。」

一日之忌〔一〕，暮食無飽；夜飽食眠，損一日之壽。**一月之忌，暮飲無醉；**夜醉卧，損一月之壽。**一歲之忌，暮須遠内；**一交損一歲之壽，養之不復〔二〕。**終身之忌，暮須護氣。**暮卧習閉口，開口失氣，又邪從口入〔三〕。

【注】

〔一〕一日之忌　此段見於千金翼方卷十二養性禁忌第一，並將注釋文字合併入正文：「一日之忌者，暮無飽食；一月之忌者，暮無大醉；一歲之忌者，暮須遠内；終身之忌者，暮常護氣。夜飽，損一日之壽；夜醉，損一月之壽；一接，損一歲之壽，慎之。」千金要方卷二十七道林養性第二説法略異：「一日之忌，暮無飽食；一月之忌，晦無大醉；一歲之忌，暮無遠行；終身之忌，暮無然燭行房。暮嘗護氣也。」道書亦有不同説法，如至言總卷三引黄帝曰：「一日之忌，夜莫飽食；一月之忌，暮莫大醉；一歲之忌，暮莫遠行；終身之忌，暮莫燃燭行房。」太清道林攝生論之黄帝雜忌法，雲笈七籤卷三十五禁忌篇引「黄帝曰」皆同於此。雲笈七籤卷三十六攝生月令引養生傳云：「一日之忌，暮勿飽食；一月之忌，暮勿大醉；一歲之忌，慎勿遠行；永久之忌，勿向西北二方大小便，露赤也。」太上混元真録云：「一日之道，朝飽暮飢；一月之道，不失盛衰；一歲之道，夏瘦冬肥；百歲之道，節穀食棗；千歲之道，獨男無女。是謂長生久視，道莫有數矣。」醫心方卷二十七養形第三引聖記經略同。

〔二〕一交損一歲之壽，養之不復　真誥卷十云：「學生之人，一接則傾一年之藥勢；二接則傾二年之藥勢；過三以往，則所傾之藥，都亡於身矣。是以真仙之士，常慎於此，以爲生生之大忌。」此上清派尤慎房室，與其他派别不同者。

〔三〕暮卧習閉口，開口失氣，又邪從口入　千金要方卷二十七道林養性第二云：「暮卧，常習閉口，口開即失氣，且邪惡從口入，久而成消渴，及失血色。」並參本書雜誡忌禳害祈善篇第三「凡人卧，勿開口，久成消渴，並失血色」句。

采女問彭祖曰〔一〕：人年六十，當閉精守一，爲可爾否〔二〕？彭祖曰：不然。男不欲無女〔三〕，無女則意動，意動則神勞，神勞則損壽。若念真正無可思而大佳，然而萬無一焉。有强鬱閉之，難持易失，使人漏精尿濁〔四〕，以致鬼交之病〔五〕。

【注】

〔一〕采女問彭祖曰　養性延命録訓注止於後文「不如數交接不瀉之速也」，甚合理。本書爲方便注釋，分爲若干小節。丁光迪校注本將後文有關采女之小字注釋移在此處。此段正文略見千金要方卷二十七房中補益第八而意思頗爲不同，千金要方云：「或曰：年未六十，當閉精守一，爲可爾否？曰：不然。男不可無女，女不可無男，無女則意動，意動則神勞，神勞則損壽。若念真正，無可思者，則大佳長生也，然而萬無一有。强抑鬱閉之，難持易失，使人漏精尿濁，以致鬼交之病，損一而當百也。」

〔二〕人年六十，當閉精守一，爲可爾否　前引千金要方，所問者乃六十以下禁欲爲可與不可，此則問年過六十當禁欲與否。按，千金要方主張：「人年二十者，四日一泄；三十者，八日一泄；四十者，十六日一泄；五十者，二十日一泄；六十者，閉精勿泄，若精力猶壯者，一月一泄。」醫心方卷二十八施泄第十九引玉房秘訣，一說：「年過六十以去，勿復施泄。」又說：「六十，盛者十日一施，虚者廿日一施。」

〔三〕男不欲無女　本篇後文重出此句，作：「凡男不可無女，女不可無男。」參考千金要方文，本處恐奪「女不欲無男」五字。

〔四〕使人漏精尿濁　漏精指精液自流出，證類本草卷二十桑螵蛸條引藥性論云：「主男子腎衰，漏精，精自出。」仁齋直指卷十專論漏濁云：「精之主宰在心，精之藏制在腎。凡人酒色無度，思慮過情，心腎氣虚，不能管攝，往往小便頻數，漏濁之所由生也。因小便而出者曰尿精，因見聞而出者曰漏精，心不足而挾熱者爲赤濁，心不足而腎冷者爲白濁。」

〔五〕以致鬼交之病　醫心方卷二十八斷鬼交第廿五引玉房秘訣云：「采女云：何以有鬼交之病？彭祖曰：由於陰陽不交，情欲深重，即鬼魅假像與之交通。與之交通之道，其有勝於人。久交則迷惑，諱而隱之，不肯告人，自以爲佳，故至獨死而莫之知也。」

又〔一〕，欲令氣未感動，陽道垂弱，欲以御女者〔二〕，先摇動令其强起，但徐徐接之，令得陰氣，陰氣推之，須臾自强，强而用之，務令遲疏〔三〕。精動而正閉精〔四〕，緩息瞑目，偃卧導引，身體更復，可御他女〔五〕。欲一動則輒易人，易人可長生〔六〕。若御一女，陰氣既微，爲益亦少〔七〕。

【注】

〔一〕又　丁光迪校注本删去此段。此段見於千金要方卷二十七房中補益第八，亦見醫心方卷二十八和志第四引玉房指要。

〔二〕欲令氣未感動，陽道垂弱，欲以御女者　此句與後文不太連貫，千金要方卷二十七房中補益第八作：「凡御女之道，不欲令氣未感動，陽氣微弱即以交合。」意思似指性交慾望尚不强烈，不宜强行交合，與本篇意思不同。

〔三〕先摇動令其强起，但徐徐接之，令得陰氣，陰氣推之，須臾自强，强而用之，務令遲疏　此數句論性交之前戲動作，前引千金要方云：「必須先徐徐嬉戲，使神和意感，良久乃可令得陰氣，陰氣推之，須臾自强。所謂弱而内迎，堅急出之，進退欲令疎遲，情動而止。」醫心方卷二十八和志第四引玉房指要云：「道人劉京言：凡御女之道，務欲先徐徐嬉戲，使神知意感，良久乃可交接。弱而内之，堅强急退，進退之閒，欲令疏遲。亦勿高自投擲，顛倒五藏，傷絶絡脉，致生百病也。但接而勿施，能一日一夕數十交而不失精者，諸病甚愈，年壽自益。」本篇句中「務令遲疏」，兩書皆作「疏遲」，舒緩從容狀。

〔四〕精動而正閉精　意指有射精慾望時即行克制，房中家主張「動而不泄」，故正文云云。千金要方云：「可踈踈進退，意動便止。」

〔五〕緩息瞑目，偃卧導引，身體更復，可御他女　千金要方云：「緩息眠目，偃卧導引，身體更强，可復御他女也。」

〔六〕欲一動則輒易人，易人可長生　千金要方云：「數數易之，則得益多。」

〔七〕若御一女，陰氣既微，爲益亦少　醫心方卷二十八養陽第二引玉房秘訣云：「御女欲一動輒易女，易女可長生。若故還御一女者，女陰氣轉微，爲益亦少也。」又云：「青牛道士曰：數數易女則益多，一夕易十人以上尤佳。常御一女，女精氣轉弱，不能大益人，亦使女瘦瘠也。」

又〔一〕，陽道法火，陰道法水，水能制火，陰亦消陽〔二〕，久用不止〔三〕，陰氣噏陽，陽則轉損，所得不補所失。但能御十二女子而復不洩者，令人老有美色；若御九十三女而不洩者，年萬歲。

【注】

〔一〕又　此仍續接前段，千金要方卷二十七房中補益第八云：「陽道法火，陰家法水，水能制火，陰亦消陽，久用不止，陰氣逾陽，陽則轉損，所得不補所失。但能御十二女而不復施瀉者，令人不老，有美色；若御九十三女而自固者，年萬歲矣。」丁光迪校注本删削爲：「又，陽道法火，陰道法水，水能制火，陰亦消陽，久用不止，陰氣吸陽，陽則轉損，所得不補所失。」

〔二〕陽道法火陰道法水水能制火陰亦消陽　朱震亨格致餘論房中補益論云：「女法水，男法火，水能制火。」醫心方卷二十八至理第一引玉房秘訣云：「夫女之勝男，猶水之滅火。」

〔三〕久用不止　性交過度，此處特指射精無節度。

凡精少則病〔一〕，精盡則死，不可不忍，不可不慎。數交而時一洩，精氣隨長，不能使人虚損；若數交接則瀉精，精不得長益，則行精盡矣。在家所以數數交接者，一動不瀉〔二〕則羸，得一瀉之精，減即不能數交接。但一月輒再瀉精，精氣亦自然生長，但遲微不能速起，不如數交接不瀉之速也。采女者〔三〕，少得道，知養性，年一百七十歲，視如十五。殷王奉事之年〔四〕，問道于彭祖也。

【注】

〔一〕凡精少則病　此仍續接前段，見千金要方卷二十七房中補益第八云：「凡精少則病，精盡則死，不可不思，不可不慎。數交而一瀉，精氣隨長，不能使人虚也。若不數交，交而即瀉，則不得益。瀉之，精氣自然生長，但遲微，不如數交接不瀉之速也。」丁光迪校注本刪削爲：「凡精少則病，精盡則死，不可不忍，不可不慎。」

〔二〕一動不瀉　房中家以爲動而不泄（不射精），還精補腦，便能長生。醫心方卷二十八至理第一引玉房秘訣云：「宜知交接之法，法之要者，在於多御少女而莫數瀉精，使人身輕，百病消除也。」同書還精第十八引玉房秘訣云：「黄帝曰：願聞動而不施，其效何如。素女曰：一動不瀉，則氣力强；再動不瀉，耳目聰明；三動不瀉，衆病消亡；四動不瀉，五神咸安；五動不瀉，血脈允長；六動不瀉，腰背堅强；七動不瀉，尻股益力；八動不瀉，身體生光；九動不瀉，壽命未失；十動不瀉，通於神明。」

〔三〕采女者　神仙傳卷一彭祖傳云：「又有采女者，亦少得道，知養形之方，年二百七十歲，視之年如十五六，王奉事之，於掖庭爲立華屋紫閣，飾以金玉，乃令采女乘輕軿而往問道於彭祖。」醫心方卷二十八至理第一引玉房秘訣云：「有采女者，妙得道術，王使采女問彭祖延年益壽之法。」

〔四〕年　疑是衍文。

彭祖曰〔一〕：姦淫所以使人不壽者，非是鬼神所爲也，直由用意俗猥〔二〕，精動欲泄，務副彼心，竭力無厭，不以相生，反以相害。或驚狂消渴，或癲癡惡瘡，爲失精之故。但瀉輒導引，以補其處〔三〕，不爾，血脈髓腦日損，風濕犯之，則生疾病，由俗人不知補瀉之宜故也。

【注】

〔一〕彭祖曰　首句見醫心方卷二十八禁忌第廿四引玉房秘訣彭祖云：「奸淫所以使人不壽者，未必鬼神所爲也。或以粉内陰中，或以象牙爲男莖而用之，皆賊年命，早老速死。」後句見千金翼方卷十二養性禁忌第一彭祖曰：「每施瀉訖，輒導引以補其虛。不爾，血脉髓腦日損。犯之者生疾病，俗人不知補瀉之義故也。」

〔二〕俗猥　庸俗猥瑣之意。

〔三〕處　似當以千金翼方作「虛」爲正。丁光迪校注本即據改爲「虛」。

彭祖曰〔一〕：凡男不可無女，女不可無男，若孤獨而思交接者，損人壽，生百病，鬼魅因之共交，失精而一當百。

【注】

〔一〕彭祖曰　此段見醫心方卷二十八至理第一引千金方云：「男不可無女，女不可無男，若孤獨而思交接，損人壽，生百病。又，鬼魅因之共交，精損一當百。」今傳各版本千金要方之房中補益篇，僅存「男不可無女，女不可無男」兩句，後接「無女則意動，意動則神勞」云云。

若欲求子〔一〕，令子長命，賢明富貴，取月宿日施精大佳。月宿日直録之于後。

【注】

〔一〕以月宿日求子具體推算，皆見千金要方卷二十七房中補益第八，亦見本篇後條。丁光迪校注本删去此條。養性延命録訓注本條止於後文「其王相日，謂春甲乙、夏丙丁、秋庚辛、冬壬癸」。

天老曰〔一〕：人生俱含五常〔二〕，形法復同〔三〕，而有尊卑貴賤者，皆由父母。合八星陰陽〔四〕，陰陽不得其時，中也；不合宿，或得其時，人中上也；不合宿，不得其時，則爲凡夫矣。合宿交會者，非生子富貴，亦利己身，大吉之兆。八星者，室參井鬼柳張心斗，月宿在此星，可以合陰陽求子。

月二日、三日、五日、九日、二十日，此是王相生氣日，交會各五倍，血氣不傷，令人無病〔五〕。仍以王相日，半夜後，雞鳴前，徐徐弄玉泉，飲玉漿〔六〕，戲之。若合用春甲寅、乙卯，夏丙午、丁未，秋庚申、辛酉，冬壬子、癸丑，與上件月宿日合者，尤益佳〔七〕。若欲求子，待女人月經絶後一日、三日、五日，擇中王相日，以氣生時，夜半之後乃施精，有子皆男，必有壽賢明。其王相日，謂春甲乙、夏丙丁、秋庚辛、冬壬癸〔八〕。

【注】

〔一〕天老曰　此段見千金翼方卷十三養性禁忌第一引天老曰：「人禀五常形貌，而尊卑貴賤不等，皆由父母合會禀氣壽也。得合八星，陰陽各得其時者上也，即富貴之極；得合八星，陰陽不得其時者中也，得中宫；不合八星，陰陽得其時者下也，得下宫；不合此宿，不得其時者，則爲凡人矣。合宿交會者，非惟生子富貴，亦利身大吉。八星者，室參井鬼柳張房心。一云凡宿也，是月宿所在此星，可以合陰陽。」本篇有斗宿，千金翼方代之以房宿，此稍有不同者。「月二日」以後，别有出處，隨文另注。丁光迪校注本删去此條。又按，天老是黄帝之臣，據韓詩外傳卷八，黄帝召天老問「鳳象何如」。漢代亦有託名天老之房中著作，漢書藝文志房中類天老雜子陰道二十五卷，張衡同聲歌謂「衆夫所希見，天老教軒皇」。本篇所引天老云云，當屬此類房中書之孑遺。

〔二〕人生俱含五常　儒家以仁義禮智信爲五常，亦對應於五行，故五常亦可指五行。傷寒雜病論序云：「天布五行，以運萬類；人禀五常，以有五藏。」無上秘要卷五引洞神監乾經云：「天老曰：人生於陰陽，長於元炁，未必盡備感五常之性，得之者十未有一也。感其火者明，感其金者剛，感其水者清，感其木者王，感其土者仁，不感者亡。」房中家間亦謂性器官具足五常者，醫心方卷二十八五常第六引玉房秘訣云：「黄帝曰：何謂五常？素女曰：玉莖實有五常之道，深居隱處，執節自守，内懷至德，施行無已。夫玉莖意欲施與者，仁也；中有空者，義也；端有節者，禮也；意欲即起，不欲即止者，信也；臨事低仰者，智也。」

〔三〕形法復同　漢書藝文志術數類有形法六家，云：「形法者，大舉九州之勢，以立城郭室舍，形人及六畜骨法之度數、器物之形容，以求其聲氣貴賤吉凶。」形法是根據外在特徵如人之外貌、骨骼等推算吉凶，即所謂相術。

〔四〕陰陽　兩字似爲衍文。

〔五〕千金翼方卷十三養性禁忌第一云：「凡月二日、三日、五日、九日、二十日，此生日也，交會令人無疾。」

〔六〕徐徐弄玉泉，飲玉漿　千金要方卷二十七房中補益第八引仙經云：「令人長生不老，先與女戲，飲玉漿。玉漿，口中津也。」

〔七〕千金要方卷二十七房中補益第八先按月列出每月之月宿日，又云：「若合春甲寅、乙卯，夏丙午、丁巳，秋庚申、辛酉，冬壬子、癸亥，與此上件月宿日合者尤益。」

〔八〕千金要方卷二十七房中補益第八云：「若欲求子者，但待婦人月經絶後一日、三日、五日，擇其王相日及月宿在貴宿日，以生氣時，夜半後乃施瀉，有子皆男，必壽而賢明高爵也。以月經絶後二日、四日、六日施瀉，有子必女。過六日後勿得施瀉，即不得子，亦不成人。王相日：春甲乙、夏丙丁、秋庚辛、冬壬癸。」另，關於「王相」一詞的解釋，參見附録二太清經輯注第一條校注文字。

凡養生，要在於愛精，若能一月再施精，一歲二十四氣施精，皆得壽百二十歲。若加藥餌，則可長生〔一〕。所患人年少時不知道，知道亦不能信行，至老乃始知道，便已晚矣，病難養也。雖晚而能自保，猶得延年益壽；若少壯而能行道者，仙可冀矣〔二〕。

【注】

〔一〕千金要方卷二十七房中補益第八云：「御女之法，能一月再泄，一歲二十四泄，皆得二百歲，有顔色，無疾病，若加以藥，則可長生也。」醫心方卷二十八還精第十八引玉房指要云：「能一月再施，一歲廿四施精，皆得壽一二百歲，有顔色，無病疢。」

〔二〕千金要方卷二十七房中補益第八云：「所患人少年時不知道，知道亦不能信行之，至老乃知道，便以晚矣，病難養也。晚而自保，猶得延年益壽；若年少壯而能行道者，得仙速矣。」

仙經曰〔一〕：男女俱仙之道，深内勿動，精思臍中赤色大如雞子，乃徐徐出入，精動便退。一旦一夕可數爲之，令人益壽。男女各息意共存之，唯須猛念。

【注】

〔一〕仙經曰　此段亦見千金要方卷二十七房中補益第八引仙經：「男女俱仙之道，深内勿動，精思臍中赤色大如雞子形，乃徐徐出入，情動乃退，一日一夕可數十爲定，令人益壽。男女各息意共存思之，可猛念之。」丁光迪校注本删去此條。

道人劉京云〔一〕：春三日一施精，夏及秋一月再施精，冬常閉精勿施。夫天道，冬藏其陽，人能法之，故得長生。冬一施，當春百。

【注】

〔一〕道人劉京云　此段亦見醫心方卷二十八施瀉第十九引養生要集云：「道人劉京云：春天三日壹施精，夏及秋當一月再施精，冬當閉精勿施。夫天道，冬藏其陽，人能法之，故得長生。冬一施，當春百。」按，劉京見神仙傳卷七，其略云：「劉京，字太玄，南陽人也，漢孝文皇帝侍郎也。後棄世從邯鄲張君學道，受餌朱英丸方，合服之，百三十歲，視之如三十許人。後師事薊子訓，子訓授京五帝靈飛六甲十二事，神仙十洲真形諸秘要，京按訣行之，甚效。」又云：「魏武帝時，故遊行諸弟子家，皇甫隆聞其有道，乃隨事之。以雲母九子丸及交接之道二方教隆。」

蒯道人〔一〕言：人年六十，便當都絶房内。若能接而不施精者，可御女耳；若自度不辦者，都遠之爲上。服藥百種，不如此事可得久年也。

【注】

〔一〕蒯道人　據養性延命録訓注意見，蒯道人即千金要方卷二十七養性序第一皇甫隆答曹操所提到之蒯京，皇甫隆云：「臣嘗聞道人蒯京已年一百七十八，而甚丁壯。」

道林〔一〕云：命本者，生命之根本，決在此道。雖服大藥及呼噏導引，備修萬道，而不知命之根本，根本者〔二〕，如樹木但有繁枝茂葉而無根本，不得久活也。命本者，房中之事也。故聖人云：欲得長生，當由所生〔三〕。房中之事，能生人，能煞人。譬如水火，知用之者，可以養生，不能用之者，立可死矣〔四〕。

【注】

〔一〕道林　此即本書序言提到「前彦張湛、道林之徒」，雲笈七籤卷五十六元氣論亦引道林云云。

〔二〕根本者　此三字夾在文中，前後頗難通順，疑是衍文。若删去，則全句爲：「雖服大藥及呼噏導引，備修萬道，而不知命之根本，如樹木但有繁枝茂葉而無根本，不得久活也。」此種句式亦見於雲笈七籤卷五十六元氣論引仙經云：「生命之根本，決在此道。雖能呼吸導引，修福修業，習學萬法，得服大藥，而不知元氣之道者，如樹但有繁枝茂葉，而無根荄，豈能久活耶。」其論證邏輯皆同，只是一强調元氣，一强調房中。

〔三〕欲得長生，當由所生　雲笈七籤卷五十六元氣論引仙經云：「子欲長生，當由所生之門，遊處得中，進退得所，動静以法，去留以度，可延命而愈疾矣。」

〔四〕抱朴子内篇微旨云：「玄素諭之水火，水火煞人，而又生人，在於能用與不能耳。大都其要法，御女多多益善，如不知其道而用之，一兩人足以速死耳。」正與本論水火之喻相同。

交接尤禁醉飽〔一〕，大忌，損人百倍。欲小便，忍之以交接，令人得淋病，或小便難，莖中痛，小腹强。大恚怒後交接，令人發癰疽。

【注】

〔一〕交接尤禁醉飽　此段見醫心方卷二十八禁忌第廿四引養生要集之房中禁忌：「交接尤禁醉飽，大忌也，損人百倍。醉而交接，或致惡瘡，或致上氣。欲小便而忍之以交接，使人得淋，或小便難，莖中澀，小腹强。大喜怒之後，不可以交接，發癰疽。」同卷治傷第廿引玉房秘訣云：「當尿不尿以交接，則病淋，少腹氣急，小便難，莖中疼痛，常欲手撮持，須臾乃欲出。」

道機房中禁忌〔一〕：日月晦朔，上下弦望，日月蝕，大風惡雨，地動，雷電霹靂，大寒暑，春夏秋冬節變之日，送迎五日之中〔二〕，不行陰陽。本命行年月日〔三〕，忌禁之尤重。陰陽交錯不可合，損血氣，瀉正納邪，所傷正氣甚矣，戒之。新沐頭，新行疲倦，大喜怒，皆不可行房室〔四〕。

【注】

〔一〕道機房中禁忌　此段見醫心方卷二十八禁忌第廿四引養生要集之房中禁忌：「日月晦朔，上下弦望，六丁六丙日，破日，月廿八日，月蝕，大風甚雨，地動，雷電霹靂，大寒大暑，春秋冬夏節變之日，送迎五日之中，不行陰陽。本命行年，禁之重者。夏至後丙子、丁丑，冬至後庚申、辛酉；及新沐頭，新遠行，疲倦，大喜怒，皆不可合陰陽。」

〔二〕春秋冬夏節變之日，送迎五日之中　指節令日及其前後五日，獨斷云：「夏至陰氣始起，鹿角解，故寢兵鼓，身欲寧，志欲静，不聽事，送迎五日。」

〔三〕本命行年月日　隋書卷七十四袁充傳，充上表云：「至於本命行年，生月生日，並與天地日月、陰陽律吕運轉相符，表裏合會。」雲笈七籤卷四十太上黄素四十四方經戒云：「夫消災散禍，不得用本命行年，如用本命行年，賊害汝身。」本命指生年之干支，尤多用地支。真誥卷九云：「服仙藥常向本命。」行年推算别有法，可參五行大義卷三「論人游年年立」，其略云：「遊年凡有三名，而爲二别。三名者，一遊年，二行年，三年立。遊年之名，皆以運動不住爲義，以其隨歲行遊，不定一所也。年立即是行年，立者，是住立爲義，以其今年立於北辰也。就人而論，常行不息，故謂曰行；就歲而論，今之一歲，年住於此，故謂之立。二别者，遊年從八卦而數，年立從六甲而行。六甲者，男從丙寅左行，女從壬申右轉，并至其年數而止，即是行年所至，立於其處也。若欲筭知之者，男以實年加二筭而左數，女以實年加一筭而右數，並從甲子旬始，盡其筭即是立處也。」

〔四〕新沐頭，新行疲倦，大喜怒，皆不可行房室　本書第三篇已有云「新沐浴及醉飽遠行歸還大疲倦，並不可行房室之事」，此又重複。

彭祖曰〔一〕：消息之情，不可不知也。又須當避大寒、大熱、大風、大雨、大雪、日月蝕、地動、雷震，此是天忌也；醉飽、喜怒、憂愁、悲哀、恐懼，此人忌也；山川神祇、社稷井竈之處，此爲地忌也。既避此三忌，又有吉日，春甲乙、夏丙丁、秋庚辛、冬壬癸、四季之月戊己，皆王相之日也，宜用嘉會，令人長生，有子必壽。其犯此忌，既致疾，生子亦凶夭短命。

【注】

〔一〕彭祖曰　此段見醫心方卷二十八禁忌第廿四引玉房秘訣：「消息之情，不可不去。又當避大寒大熱、大風大雨、日月蝕、地動雷電，此天忌也。醉飽喜怒，憂悲恐懼，此人忌也。山川神祇，社稷井竈之處，此地忌也。既避三忌，犯此忌者，既致疾病，子必短壽。」

老子曰：還精補腦，可得不老矣〔一〕。

【注】

〔一〕還精補腦，可得不老矣　抱朴子内篇釋滯云：「房中之法十餘家，或以補救傷損，或以攻治衆病，或以采陰益陽，或以增年延壽，其大要在於還精補腦之一事耳。」修真十書黄庭外景玉經「急固子精以自持」句注云：「令人閉氣，還精自守，勿妄施泄，還精補腦，不死之道。」

子都經曰〔一〕：施瀉之法，須當弱入强出。何謂弱入强出，納玉莖于琴弦麥齒之間，及洪大，便出之，弱納之，是謂弱入强出。消息之，令滿八十動，則陽數備，即爲妙也〔二〕。

【注】

〔一〕子都經曰　丁光迪校注本删去此條。據抱朴子内篇遐覽所記書目有子都經，與玄女經、素女經、容成經相先後，應爲房中術著作。據神仙傳卷八，巫炎，字子都，漢武帝時人，自稱一百三十八歲，頗有「陰術」，即房中術。醫心方卷二十八治傷第廿引玉房秘訣，有巫子都云云，同篇又有黄帝與子都問答，亦提到「弱入强出」。

〔三〕此段並注釋可參醫心方卷二十八治傷第廿引玉房秘訣云：「玉莖堅出之，弱納之，此爲弱入强出。陰陽之和，在於琴弦、麥齒之間。陽困昆石之下，陰困麥齒之間，淺則得氣，遠則氣散。」至於注釋説「令滿八十動，則陽數備」，據玉房秘訣云：「九淺一深，九九八十一，陽數滿矣。」則「八十動」或當爲「八十一動」。

老子曰〔一〕：弱入强出，知生之術；强入弱出，良命乃卒。此之謂也。

【注】

〔一〕老子曰　此與上條意思相連，故養性延命録訓注合併爲一條；丁光迪校注本亦删去此條。以上兩段主旨皆在「弱入强出」，可與本篇「又欲令氣未感動」條相參看。

附録一　太清道林攝生論

真人曰：雖常餌而不知養性之術，亦難以長生也。養性之道，不欲飽食便卧，及終日久坐，皆損壽也。人欲小勞，但莫大疲，及强所不能堪耳。人食畢，當行步躊躇，有所修爲爲快也。故流水不腐，户樞不蠹，以其動故也。人不得夜食，食畢但當行步，計使中數里往來；飽食即卧生百病，不銷成積聚也。食欲少而數，不欲頓多，難銷也。常欲令如飽中饑，饑中飽。故善養性者，先飢而食，先渴而飲。食畢當行，行畢使人以手數摩腹上數百過，易銷，大益人，令人能飲食，無百病。莫卧常習閉口，口開即失氣，又邪從口入。屈膝側卧，益人氣力，勝正偃卧。春欲暝卧早起，夏及秋欲侵夜乃卧早起，冬欲早卧，皆益人。雖云早起，莫在雞鳴前，雖言晚起，莫在日出後。冬天地閉，血氣藏，人不可勞作出汗，發洩陽氣，損人。

養性之道，莫久行、久立、久坐、久卧、久聽、久視，莫再食，莫强食，莫大醉，莫舉重，莫憂思，莫大怒悲愁，莫大歡喜，莫跳踉，莫多哭，莫汲汲於所欲，莫悄悄懷忿恨，皆損壽命。

若能不犯，則長生也。

飲酒不欲使多，多則速吐之爲佳。醉不可以接房，又不可當風卧，不可久扇之，皆即得病也。醉不可露卧黍林穰中，發癩瘡。醉不可强食，或發癰疽，或發瘖，或生瘡也。醉飽交接，小者面皯咳嗽，大者傷絶藏脈損命。醉飽不可以走車及跳躑。

不可忍小便因以交接，使人得淋，莖中痛，面失血色者也。有人所怒，血氣未定，因以交接，令人發癰疽。婦人月候未絶而與交，令人成病，得白駁也。

新沐髮訖，勿與當風，勿濕結之，勿以頭卧，使人得頭眩悶，髮頹面腫，齒痛耳聾。食畢當漱口數過，令人牙齒不敗，口香。濕衣及汗衣皆不可久著，令人發瘡及風瘙。勿以漿水漱口，令人口臭。大汗能易者急洗之，不尒令人小便不利。春天不薄衣，令人得傷寒霍亂，不銷食，頭痛。

抱朴子曰：或問：所謂傷之者，豈色欲之間乎？答曰：亦何獨斯哉。然長生之要，其在房中。上士知之，可以延年除病；其次不以自伐。若年尚少壯，而知還陰丹以補腦，采七益於長俗者①，不服藥物，而不失一百二百歲也，但不得仙耳。不得其術者，古人方之

① 采七益於長俗者　據抱朴子内篇極言，當作「采玉液於長谷者」。

於淩杯之盛湯，羽堂之蓄火也。且又才所不逮，而因思之者，傷也；力所不勝，而强舉之者，傷也；深憂恚怒，傷也；悲哀憔悴，傷也；喜樂過度，傷也；急急所欲，傷也；戚戚所患，傷也；久談言笑，傷也；寢息失時，傷也；挽弓引弩，傷也；耽酒嘔吐，傷也；飽食而卧，傷也；跳走喘乏，傷也；歡呼哭泣，傷也；陰陽不交，傷也。積傷至盡，盡則早亡，盡則非道也。是以養性之方，唾不涎遠，行不疾步，耳不極聽，目不久視，坐不至疲，立不至疲，卧不至懽，先寒而衣，先熱而解。不欲極饑而食，食不可過飽；不欲極渴而飲，飲不欲過多。凡食過多，則結積聚，飲過多，則成痰癖也。不欲甚勞，不欲甚逸，不欲流汗，不欲多唾，不欲奔車走馬，不欲極遠望，不欲多生冷，不欲飲酒當風，不欲沐浴久之，不欲廣志遠顧，不欲窺造異巧。冬不欲極温，夏不欲極涼，不欲露卧星下，不欲眠中見扇。大寒大熱，大風大露，皆欲①冒之。五味入口，不欲偏多，故酸多則傷脾，苦多則傷肺，辛多則傷肝，鹹多則傷心，甘多則傷腎，此五行自然之理也。

凡言傷者，亦不便而覺也，謂久則傷壽耳。是以善攝生者，卧起有四時之早晚，興居

① 欲　據抱朴子內篇極言，當作「不欲」。

有至和之常制；調利筋骨，有偃仰之方；壯①疾閑邪，有吞吐之術；流行營衛，有補瀉之法；節宣勞逸，有與奪之要。忍怒以全陰氣，抑喜以養陽氣。然後先將草木以救虧缺，後服金丹以定無窮。養性之理，盡於此矣。若夫欲快意任懷，自謂達識知命，不泥異端，極情肆力，不營時久者，聞此言也，雖風之過耳，電之經目，不足喻也。雖身枯於留連之中，氣絶於綺紈之際，而甘心焉，亦安可告之以養性之事哉？匪唯不納，乃謂訞訛也。而望彼信之，所謂以明監②給矇瞽，以絲竹娱聾聵者也。

抱朴子曰：一人之身，一國之像也。胸腹之③猶宫室也，四支之列猶郊境也，骨節之分猶百官也；神猶君也，血猶臣也，氣猶民也，故能治民則能固也。夫愛其民所以安其國，人愛其炁所以全其身。民散則國亡，氣竭則身滅。滅者不可生也，亡者不可存也，是以聖人銷未起之患，治未病之疾，醫之於無事之前，不追之既逝之後。民難安而易危也，氣難清而易濁也，故審威德所以保社稷，割嗜欲所以固血氣，然後真一存焉，三七守焉，百病卻焉，年壽遐焉。

① 壯　據抱朴子内篇極言，當作「杜」。
② 監　據抱朴子内篇極言，當作「鑑」。
③ 之　據抱朴子内篇地真，作「之位」。

每旦初起，面向午，展兩手於膝上，心眼觀炁入頂，下達涌泉。旦旦如此，名曰送氣。常以鼻引炁，口吐氣，小微吐之，不得開口，復欲得出氣少，入氣多。每欲食，先須送入腹。每與食作主人。寢不得語，言五藏如鍾磬，不懸不可聲發。行不得語，欲語須住立乃語。行語令人失氣。

凡人有四正：行正、坐正、立正、言正。饑須食，食須飽，飽須行，行作鵝王步，語作含鍾聲，眠作獅子眠。左脇側地屈膝也。

每自詠歌云：美食須熟嚼，生食不麄吞。問我居止處，大宅總林村。服息守五臟，氣至骨成仙云云。又歌云：日食三箇毒，不嚼而自消。錦繡爲五藏，身著糞掃袍。

每云人會須守五神，心肺脾腎肝，言㝡不得浮思，孤房猶獨處，心想欲事，大惡起邪①。

每得至，則峻坐。

久坐立溺，久立坐溺。

家中有經像者，行來禮拜之，然後拜尊長。②

---

① 此句千金要方卷二十七道林養性第二作：「既屏外緣，會須守五神（肝心脾肺腎），從四正（言行坐立），言最不得浮思妄念，心想欲事，惡邪大起。」

② 此句千金要方卷二十七居處法第三作：「凡家中有經像，行來先拜之，然後拜尊長，每行至則峻坐焉。」

日入後不用食，云有鬼魅遊其上。

人每須心不外緣，意在涌泉。

十日一食葵，葵滑，所以通五臟擁氣，又是菜之王。不用合心而食，欲食宜去心。

冬至日正，可語不可言。自言曰言，答人曰語。言有人來問則可答，自不可强言也。

凡人必勿嗔之，損人氣。

每冬至，北壁下厚鋪草而卧，云受元氣。每至八月一日以後，即微火暖足，勿令下冷。先生意①，常欲使炁在下，勿欲泄上。春凍未泮，衣欲下厚上薄。養陽收陰，繼世長生；養陰收陽，則②滅門。此其行欲之事。

每日送氣，氣通則流利。勿食生菜、生米、小豆、陳臭，勿飲濁酒食麪，則塞氣死人。

不用鬼行踖慄，又不用多言笑，不用逢人挽攝。

---

① 先生意　千金要方卷二十七道林養性第二作「無生意」，大字正文。後句「常欲使氣在下」云云，亦作大字正文。

② 則　千金要方卷二十七道林養性第二作「禍則」。

睡不厭蹴，覺不厭舒。凡人舒而睡，則鬼物得便時，覺時乃可舒耳①。凡舒②，先卧心而後卧眼。

當熟嚼食，使米脂入腸，勿使酒脂入腹。漸學少鹹③。

必不得晝眠，令人失氣。

人無五津五漏，則得仙也。

四月、十月，不得入房。陰陽純凡用事之月④。氣冬至起於湧泉，足心下是。十一月至膝，十二月至股，正月至腰，名三陽成，二月至膊，三月至項，四月至頂。純陽用事，陰亦倣此。

人當食，勿煩惱。如食五味，必不得暴瞋，則令人神驚，夜夢飛揚。累數爲煩，偃觸爲惱。

---

① 此句千金要方卷二十七道林養性第二作：「凡人舒睡，則有鬼痛魔邪。」醫心方卷二十七卧起第七引千金方以「睡不厭蹴，覺不厭舒」爲正文，其後小字云：「凡人舒睡則有鬼物魘邪得便，故逐覺時乃可舒耳。」當與本經同一出處，於意較長。

② 舒　據文意似當爲「眠」，千金要方卷二十七道林養性第二亦作「眠」。

③ 漸學少鹹　原文如此，意思不詳。

④ 陰陽純凡用事之月　千金要方卷二十七道林養性第二作大字：「避陰陽純用事之月也。」

人卧夜當作五覆，怕逐更轉①。

酒醉勿當風向陽，令人發狂也。

大小便覺之即行，勿忍之。

飽食勿入房，日初入後勿入房，亦勿言語讀誦，必有讀誦，寧待平旦。

凡行立坐，勿背日月。縱讀誦言語，常想聲在氣海中。臍下是也。

冬日觸冷行，勿大語開口。

食訖以手摩面腹，令津液流通。

凡平旦，欲得食訖，然後洗梳也。

夏熱常食煖飯，冬長食細米稠粥。

二月、三月宜食韭，大益人。

心常勿外緣，是真人初學道法。若能常如此者，坐於温疫之中②。

常當内視，見五藏如懸鍾，了了分明，不輟也。

---

① 人卧夜當作五覆怕逐更轉　千金要方卷二十七道林養性第二作：「人卧一夜，當作五度反覆，常逐更轉。」醫心方卷二十七卧起第七引千金方作：「人卧一夜，作五覆，恒逐更轉。」本經「怕逐更轉」之「怕」字當是「恒」之訛。

② 坐於温疫之中　千金要方卷二十七道林養性第二作：「可居温疫之中無憂疑矣。」

旦起，欲得專言善事，不欲先計校錢財。

睡不厭踧舒①。

凡居處不欲得綺美華麗，令人貪婪無厭，禍患之原。但令雅素淨潔，免風雨暑濕爲佳。衣服器械，勿用珠玉金寶，增長過失，使人煩惱根深。厨膳勿使脯肉豐盈，恒令儉約。飲食勿多食宍②，生百病。恒少食肉，多食飯及葅菜，每食不用重肉。凡心有所愛，不用深愛，心有所憎，不用深憎，並損性傷神。亦不深讚，亦不深毁，常須運心於物平等，如覺偏頗，尋即改正之。

居貧勿謂常貧，居富勿謂常富，居貧富之中，恒須守道，勿以貧富易志改性。識達道理，似不能言。有大功德，勿自矜伐。

人年五十，至於百年，美藥勿離手，善言勿離口，亂想勿經心。恒以深③至誠恭敬於物，慎勿詐善，以悦於心。終身爲善，爲人所嫌，勿得起恨，當以道德自平其心，勿言行善不得善報，以自怨仇。

---

① 睡不厭踧舒　前文已言「睡不厭踧，覺不厭舒」，此又重複。

② 宍　俗字，音義皆同「肉」。

③ 深　千金要方卷二十七道林養性第二作「深心」。

居處勿令心有不足，若有不足，則自抑之，勿令得起。所至之處，得多求則心自疲苦。夫人之所以多病，當由不能養性。平康之日，謂言常求，然縱情恣欲，心所憶得，即便爲之，不約禁忌，欺罔幽明，無所不作，當自思念，深生恥媿，誠勤身心，常修善省事。故曰善攝生者，常少思、少念、少欲、少事、少語、少笑、少愁、少樂、少喜、少怒、少好、少惡。此十二少者，養性之都契也。多思則神殆，多念則神散，多欲則無智，多事則形勞，多語則氣爭，多笑則傷藏，多愁則心懾，多樂則意溢，多喜則妄錯昏亂，多怒則百脈不定，多好則專述[①]不理，多惡則憔悴無歡。此十二多不除，喪生之本也。唯無多無少者，幾於道矣。

黄帝雜忌法第三[②]

要記曰：一日之忌，暮無飽食；一月之忌，暮無大醉；一歲之忌，暮無遠行；終身之忌，暮常護氣。

---

① 述　千金要方卷二十七道林養性第二作「迷」，是。

② 本經缺第一、第二標題。

久視傷血，久卧傷氣，久立傷骨，久行傷筋，久坐傷肉。鹹傷筋，醋傷骨，飽傷肺，饑傷氣。

茅屋漏水墮諸脯宍上，食之成癥結病。凡作脯不肯乾者，害人也。祭神肉無故自動，食之害人。飲食上有蜂行住，食中必有毒害也。

一日之忌，夜莫飽食；一月之忌，暮莫大醉；一歲之忌，暮莫遠行；終身之忌，然燈燭行房。

觸寒來者，寒未解食熱食，成刺風。飲食竟仰卧，成炁痞，作頭風。食上不得語，語而食者，常患胸背疼痛。熱食訖，以冷水、酢漿漱口者，令人口氣恒臭，並作䘌齒。食生肉傷胃，一切肉唯須爛煮，停冷食之。一切濕食及酒水漿，臨上看不見人物之影者，勿食之，成卒疰。若已食腹脹者，急以藥下之。諸熱食鹹物竟，不得飲冷漿水，致失聲成尸咽。腹内有宿病，勿食陵鯉宍，害人。勿飲酒令至醉，即終身百病不除。久飲酒者，腐腸爛胃，潰髓蒸筋，傷神損壽。

勿食一切腦，大佳。

丈夫頭勿北卧，勿當屋梁脊下卧。卧訖仍勿留燈燭，令人魂魄及六神不安，多愁怨。

凡牆北勿安牀，勿面向北坐久思，不祥起①。勿怒目久視日月，失明。丈夫見十步直牆，勿順卧，風利吹人，發癲及體重。凡大汗勿即脱衣，多得偏風，半身不遂。夜卧，當耳勿有孔，吹耳聾②。

凡遠行疲乏來勿入房，久爲五勞虚損，少子。

凡茋入水則沉者，食之得冷，終身不差。

人行汗出，勿跂床懸腳，久成血痺，腰疼，兩足重。

凡熱食汗出，勿盪風，發痓頭痛，令目澀饒睡。

凡欲眠，勿歌詠，不祥起。眠不大語，損氣力。

凡人頭邊勿安火爐，日則承火氣③，頭重、目睛赤及鼻乾。

冬日温足凍腦，春秋腦足俱凍，此聖人常法。

夜卧勿覆其頭，得長壽。

---

① 凡墻北勿安牀勿面向北坐久思不祥起　千金要方卷二十七黄帝雜忌法第七作：「勿面北坐久思，不祥起。」其後又云：「勿北面冠帶，凶。」故將此句標點爲「勿面向北坐久思，不祥起」。

② 夜卧當耳勿有孔吹耳聾　千金要方卷二十七道林養性第二作：「夜卧，當耳勿有孔，吹人即耳聾。」

③ 日則承火氣　千金要方卷二十七道林養性第二作：「日久引火氣。」

凡人魘，勿燃燈喚之，定魘死不疑。闇喚之，亦不得近而急喚。

人眠勿以脚懸蹋高處，久成腎病及損房足冷。

若人卧訖，勿張口，久成銷渴及失血色。

正月寅日燒白髮，吉。凡寅日剪手指甲，午日剪足指甲，又燒白髮，並吉。

旦勿嗔恚。旦下床，勿叱咤咄呼，勿惡言，勿舉足向火，勿對竈駡詈。

夜飲勿過醉飽。

勿精思，勿爲勞。若事有損，且勿嗟嘆，勿唱叫柰何，日[①]請禍。

勿竪膝坐而交臂膝上。勿令髮覆面，皆不祥也。

清旦恒言善事，聞惡事，取向來方三唾之，吉。

夜惡夢不須説，平旦以水向東方噀之，呪曰：惡夢著草木，好夢成珠玉。即無咎。

凡上床坐，先脱左足。

或行或乘馬，不用迴顧，則神去。

勿煞黿蛇。

---

① 日 千金要方卷二十七黄帝雜忌法第七云：「勿嗟歎，勿唱奈何，名曰請禍。」本經此處「日」當是「曰」字之訛。

勿陰霧中遠行。凡欲行來，常存魁罡在頭上，所向皆吉。若欲征戰，存斗柄在前以指敵，吉。

勿北向大小便，一云向西。勿北唾，犯魁罡神，凶。一云，勿向北冠帶，凶。勿食父母本命獸肉，令人命不長，凶。勿食己本命獸肉，食之令人魂魄飛揚。勿臘日歌葬，凶。

旦起著衣，返便著，吉①。衣光者，當户三振之，咒曰：殃去，殃去。吉。勿閉塞故井及水瀆，令人聾盲。

凡旦起，勿開目洗面，令人目澀，失明饒淚。

夫妻不同日沐浴。恒欲晦日浴，朔日沐。

遠行途中觸熱，逢河水勿洗面，生烏皯。

炊湯經宿，洗人體成癬，洗面無光，作甑畦瘡。

忍溺不小便者，膝冷成痺疾。忍大便不出，成氣痔。小便勿怒，令人兩足及膝冷。大

① 旦起著衣返便著吉　雲笈七籤卷三十五作：「凡旦起著衣，誤翻著者，云吉利，便著無苦也。」千金要方卷二十七道林養性第二作：「凡人旦起著衣，反者便著之，吉。」本經似有脱訛。

便不用呼氣及强弩，令人腰疼目澀，宜任之。熱泔洗頭，冷水濯足，作頭風。飲水沐髮，亦作頭風。夜沐髮，不食即卧，令人心虚饒汗多夢。

勿嗽嗽①。

時病新汗解，勿令冷水洗浴，心胞不能復。

水銀不可近陰，令玉莖銷縮。又不得近牙齗，腫損落齒。

鹿猪二脂亦不得近陰，令人陰痿不起。

樊石不錬入藥用，破人心肝。

小粉不可治寸白，有鉛入腹成冷病。

諸空腹不用見諸臭氣屍，入鼻，舌上白起，口中常臭。若欲見屍，先須飲酒，見之能僻毒。

夏不用屋簷上下露面，皮厚，多成癬②。一云面風。

---

① 勿嗽嗽　疑有脱誤。

② 夏不用屋簷上下露面皮厚多成癬　千金要方卷二十七道林養性第二作：「夏不用露面卧，令人面皮厚，喜成癬。」醫心方卷二十七卧起第七引千金方略同，本經有脱訛。

勿飲深陰地冷水，作痎瘧。

凡遇神廟，慎勿輒入，入必恭敬之，吉。不得華目恣意顧瞻，當如對嚴君焉，乃厚其福耳。如其不尔，即獲其禍。亦不得反首顧視。

忽見龍蛇，勿興心驚恠之，亦勿注意瞻視。忽見光恠變異之事，即强抑勿恠之。諺曰：見恠不恠，其恠自壞也。

凡見殊妙美女，慎勿熟視，親而愛之，此當是魑魅之物，使人深愛也。無問空山曠野，稠人廣衆，皆亦如之，善惡亦勿説。

婦人月水來，不用食蓼及蒜，當爲血淋也。

熊猪二脂不作燈火，煙氣入目光，不能遠視。

母淚不得墮子眼中，睛即破，翳出。

小兒不用指月，兩耳邊生瘡宜斷，名月蝕瘡。

一切瘡著蝦蟆末，不畏虫食之。

産婦不欲見胡晃人，令發腫。

水有沙虱，勿在中沐浴，害人。

欲渡水者，隨馬驢後度，吉。有水弩之處，射人影即死，渡水者先以物打水上，其弩即發，急渡，不傷人。

山水烏土中有泉者，不可久居，常食作癭疾，動氣增患。

病人不可食多，發卒瘡①。

諸山有孔，云入採寶，唯三月、九月，餘月山閉氣煞人。

人卧，春夏向東，秋冬向西，此爲常法。

人饑須坐小便，若飽須立小便，慎之無病，除虛損。

人常須日在巳時食，食訖則不須飲酒，終身不乾嘔。

凡養性之道，在於勿洩，則可以長生，此要道也。但能不洩，經五十日，腰腳輕便，眼目精爽，百戰不怠。

---

① 病人不可食多發卒瘡　至言總卷三與上句連讀，作：「夫山有烏土出泉者，不可久居，常食作癭病。人不得喜，發卒瘡。」

按摩法第四

自按摩法

日三過，一月後百病並除，行及奔馬，此是神仙上法。

一、兩手相捉，紐捩如洗手法。

一、兩手淺相叉，翻覆向胸。

一、兩手相捉，共按髀，左右同。

一、兩手相重按髀，徐徐捩身。

一、如挽五石力弓，左右同。

一、作拳向前築，左右同。

一、如拓石法，左右同。

一、以拳頓此開胸①，左右同。

① 以拳頓此開胸　千金要方卷二十七按摩法第四作：「作拳卻頓，此是開胸。」

一、兩手抱頭，宛轉胜上，此是抽脇法。

一、兩手據地，縮身曲脊，向上三舉。

一、大坐斜身，偏欹歌如排山，左右同。

一、以手槌背上，左右同。

一、大坐申腳三，用當此名虎視法，左右同①。

一、立地，兩手著地，反拗三舉。

一、兩手急相叉，以腳踏手中，左右同。

一、起立，以腳前後踏，左右同。

一、大坐申腳，用當相交，手勾所申腳著膝上，以手按之，左右同。

凡一十八勢，但老人日若能依此法三遍者，如常補益，延年續命，百病皆除，能食，眼明輕健，不復疲乏。

---

① 大坐申腳三用當此名虎視法左右同　本經後文云十八勢，實數只有十七條，中華道藏因據千金要方卷二十七按摩法第四，將此句增補爲兩條：「一、大坐申腳，即以一脚向前虛掣，左右同。一、兩手據地回顧，此名虎視法，左右同。」

老子按摩法

兩手捺脞，左右捩身，各二十遍。
兩手捺脞，左右紐肩，亦二十遍。
兩手抱頭，左右紐身，二十遍。
左右跳①頭，二過。
一手抱頭，一手托膝，三折，左右同。
兩手拓頭，三舉之。
一手拓膝，一手拓頭，從下至上，三過，左右同。
兩手攀頭下向，三頓之。
两手相捉頭上過，左右亦三遍。
兩手相叉，拓心前，卻挽，亦三過，左右亦三遍。
兩手相反，拓著心，亦三遍。
曲腕策肋肘，左右亦三過。

① 跳 千金要方卷二十七按摩法第四作「挑」，至言總卷五作「抛」。

反手著膝上挽肘，覆手著膝上挽肘，左右各三遍。

舒手挽項，左右三過。

左右手拔前後，各三過。

手摸肩，從上至下，使三過，左右亦尔。

兩手空拳，築三過。

外振手三遍，内振手三遍，覆振手亦三過，卻摇手亦三過。

摩紐指三過。

兩手及①摇三過。

兩手上聳，亦三過。

兩手下頓，亦三過。

兩手相叉，反頭上，反覆各七遍。

兩手反叉，上下扭肘無數。單用十手也。

兩手相叉，頭上過，左右申肋十遍。

---

① 及　據千金要方卷二十七按摩法第四當作「反」。

兩手拳反背上，掘脊上下，亦三過。掘者，揩也。

兩手反捉，上下直脊，三遍。

覆手振，仰手振，各三。

覆掌曲肘搦腕，内外振，各三遍。

覆掌前後聳，三過。

覆掌兩手相交横，三遍。

覆手横直聳，三遍。

若有手患冷者，聳上打至下，得熱便休。

舒左腳，右手承之。

左手捺腳，聳上至下，直腳三遍。左①手捺腳亦尒。前卻抑足三遍。

左捩右捩足，三遍。

前捩卻捩，三遍。直腳三遍。

扭髀三遍。

① 左　據千金要方卷二十七按摩法第四當作「右」。

内外振腳三遍。

若有腳冷者，打熱便休。

扭脞以意多少，頓肚①三遍。

前直肚三遍，卻直肚亦三遍。

虎據，左右扭肩三遍。

推天拓天，左右各三度。

左右排山、負山、拔樹，各三度。

舒兩手，直，並頓申手，三遍。

舒兩手，舒兩膝，亦三過。

舒兩腳，直，反摇頭，頓伸，左右扭腰三遍。

拔内脊外脊，各三過。

---

① 肚　宋本新雕孫真人千金方卷二十七按摩法第四同，江户醫學影宋本備急千金要方則作「腳」。後一「肚」字同。

用氣法第五

每旦夕，旦夕者，是陰陽轉換之時。凡旦夕五更初，燸①炁至，頻申眠②開目，是上生氣至，名曰陽息而陰消。暮日入後，冷炁至，慄慄然，時乃坐睡倒時，是下生氣至，名曰陽消而陰息。暮日入後，冷氣常出入天地日月、山川河海、人畜草木一切萬物體中，代謝往來，無一時休息。一進一退，如晝夜之更迭，如河海水之潮汐，是天地消息之道也。面向午，展兩手於膝上，徐徐挼捺支節，口吐濁氣，鼻引清氣，凡吐去故炁，亦名死炁。納者，納取新炁，亦名生炁。故老子經云：玄牝之門，天地之根，綿綿若存，用之不勤。言口是天地之門，可以出納陰陽死生之炁也。良久，徐徐乃以手左拓右拓，上拓下拓，前拓後拓，瞋目張口，仰頭拔耳，挽髮捩腰，咳嗽發陽震動。雙作隻作，反手爲之。然後掣足仰展，數八十、九十而止。仰下。徐徐定心，作内觀之法，想見空中太和元氣，漸下入毛際，漸漸入頂，如雨晴雲入山，入皮入肉，至骨至腦，漸漸下入腹中，四支五藏，皆受其潤，如水滲入地。若徹，則覺腹中有聲汩汩然。意專思存，不得外緣，斯須則元氣達於氣海，須臾則自達於湧泉。若徹，則覺身體振動。兩腳蜷屈，亦令牀

---

① 燸　雲笈七籤卷三十六食氣絶穀法引孫先生曰作「陽」，千金要方卷二十七調氣法第五作「暖」。

② 眠　雲笈七籤與千金要方並作「眼」。

坐有聲拉拉然，則名一通。一通兩通，乃至日别得三通五通，則覺身體潤澤，面色光澤，膚毛潤悦，耳目精明，令人食美力健，百病皆去。五年十歲，長存不忘。得滿千萬通，則去仙不遠矣。

調氣法

彭祖曰：和神導氣道①，當得密室，閉户安牀煖席，枕高二寸半，正身偃卧，瞑目，閉炁於胸膈中，以鴻毛著鼻上而不動，經三百息，耳無所聞，目無所見，心無所思，如此則寒暑不爲害，蜂蠆不能毒，壽三百六十歲，此隣於真人也。

彭祖曰，道不在煩，但能不思衣食，不思聲色，不思勝負，不思曲直，不思得失，不思榮辱，心無煩，形勿極，而兼之導引行氣不已，亦可長生，千歲不死。凡人不可無思，當以漸遣除之。

人身虚無，但有游炁，炁息得理，即百病不生。若消息失宜，即諸疴競起。故善攝養者，須知調氣方焉。

---

① 道　據千金要方卷二十七調氣法第五當作「之道」。

調氣方

治萬病大患，百日生眉鬢也，餘者不足言。

凡調炁之法，夜半後，日中前，氣生得調；日中後，夜半前，氣死不得調。調氣時仰卧，牀鋪厚軟，枕高下共身平，舒手展兩腳，兩手握大母指節，去身四五寸，兩腳相去四五寸，引氣從鼻入足即停止①，有力更取。久住氣悶，從口細細吐出，盡，還從鼻細細引入，出氣一准前法。

若患寒熱，及卒患癰腫，不問日中後，患未發前一食間即調。如其不得好差，明日依前式更調之。

若患心冷病，氣即呼出。若熱病，氣即吹出。若肝病，即噓出。若肺病，即呵出。若脾病，即嘻出。若腎病，即呬出。

夜半後八十一，雞鳴前七十二，平旦六十三，日出五十四，食時四十五，巳時三十六。欲作此法，先左右導引三百六十遍。治病有四：一冷、二疰、三風、四熱。

右若有患者，安心此法，無有不差也。

---

① 引氣從鼻入足即停止　據千金要方卷二十七調氣法第五似當作：「引氣從鼻入腹，足則停止。」

凡百病不離五藏，事須識其相類，善以知之。

心藏病者，體冷熱。 相法，心色赤，患者夢中見人者，赤衣赤刀，杖火怖人。 治之法，用呼吹。 二氣屬心，呼治冷，吹治熱。

肺藏病者，體胸背滿脹，四肢煩悶。 相法，肺色白，患者喜夢見美女美男詐附人，共相抱持，或作父母兄弟妻子。 治法，用噓炁出。

肝藏病者，愁憂不樂，悲思不喜，頭眼疼。 相法，肝色青，夢見人著青衣，持青杖，或獅子虎狼來恐怖人。 治法，用呵炁出。

脾藏病者，體上游風習習，痛悶疼。 相法，脾色黄，通土色，或作小兒擊歷人耶猶人①，或如游風團攣轉。 治法，用唏氣出。

腎病者，體冷而陰衰。 相法，腎色黑者，夢見黑衣持黑杖怖人。 治法，用呬氣出之。

凡用大呼三十遍，細呼十遍。 呼法，鼻中引氣入，口中出吐氣，當令聲相逐，呼字而吐之。 熱病者，用大吹五十遍，細吹十遍。 吹物之法，吹當使字氣聲似字。

心悶者，用大噓三十遍，細噓十遍。 肝病者，用大呵三十遍，細呵十遍。 心病者，用大

① 小兒繫歷人邪猶人　世醫得效方作「小兒繫搏人揶揄人」。

唏三十遍，細唏十遍。有冷者，用大呬五十遍，細呬三十遍。

此十二種調氣法，若有病者，依此法恭敬用心，無有不差。皆須左右導引三百六十遍，乃爲之。

居處第六

凡人居止之室，必須固密，勿令有細隙，致有風氣得入，久居不覺，使人中風。古來忽有得偏風者，四肢不遂，或角弓反張，或失音不能語者，皆由忍此耳。身既得風，衆病總集，邪鬼得便，遭此致卒者，十中有九，是以大須周密。凡在家及行，卒逢大飄風、暴雨、大霧者，此皆是諸龍鬼神行動經過所致，宜入室門户，燒香静坐，安心以避，待過後乃出，不尔損人。或時雖未有，若於後不佳。

居家不欲數沐浴，浴必須密室之内，不得大熱，亦不得大冷，大熱大冷，皆生百病。冬浴必不得使汗出霢，沐浴後不得觸風冷。饑忌浴，飽忌沐。浴訖須進少許食飲乃出。覺室有風，勿强忍，勿反坐，須起避之。

凡居家當誡勒内外長幼，有不快者，即須早道，勿使隱忍，以爲無苦，過時不知，便爲重病，遂成不救。小有不好，即須按摩挼捺，令百節通利，洩其邪炁也。

凡人無問有事無事，恒須日別一度遣人蹋脊背，反四肢。頭頂[①]苦，令熟蹋，即風氣時行不能著人。此大要妙，不可具論。

凡人居家及遠行，隨身恒有熟艾一勝，備急丸、辟鬼丸、生肌藥、甘濕藥、丁腫[②]、水銀、大黄、芒硝、甘草、乾姜、桂心、蜀椒，不能更畜餘藥。此等恒有，不可闕少，及一兩卷百一隨身備急藥方，並帶避毒虵、蜂蝎、蠱毒藥隨身也。

凡人自覺十日已上康健，即須灸三數穴，以泄風氣爲佳，勿以康健謂之常然，恒須安不妄危，豫防諸患。灸當辟人神。

凡畜手力細累，每春秋皆與一服轉瀉藥一度，則不中行[③]時氣。

黄帝問於岐伯曰：風之傷人，或爲熱中，或爲寒中，或爲厲風，或爲偏枯，或爲則風。故以春甲乙傷於風者，爲肝風；夏丙丁傷於風者，爲心風；以四季戊己傷於風者，爲脾風；以秋庚辛傷於風者，爲肺風；以冬壬癸中於風者，爲腎風。風氣中五藏六府之俞，亦

① 頂　千金要方卷二十七居處法第三作「項」。
② 丁腫　據千金要方卷二十七居處法第三當作「丁腫藥」。
③ 行　據千金要方卷二十七居處法第三當作「天行」。

爲藏府之風，各入其門户，所中則爲偏風；風氣循風府而上，則爲腦風；入頭則爲目風眼寒。飲酒中風，則爲傷風；入房汗出中風，則爲内風；新沐中風，則爲首風；久風入房，則爲傷風；飡泄水在湊裏，則爲泄風。故風者，百病之長也。至其變化爲他病，無常方，然故有風氣焉。

春之三月，此謂發凍①，天地俱生，萬物以榮。夜卧早起，廣步於庭，被髮緩形，以使志生。生而勿煞，與而勿奪，賞而勿罰，此春氣之應也，養生之道。逆之傷於肝，爲寒變，奉生者少。

夏三月，此謂播秀，天地氣交，萬物華實。夜卧晚起，毋厭於日。使志毋怒，使華英成秀，使氣泄，所愛在外，此夏氣之應也，養生之道。逆之則傷心，秋爲痎瘧，則奉長者少，冬重病。

秋之三月，此謂審平，天氣以急，地氣以明。早卧早起，與雞俱興，使志安寧，以緩秋形，收斂神氣，使秋氣平。毋外其志，使肺氣精，此秋氣之應，養收之道。逆之則傷肺，早②

① 凍 據黄帝内經素問當作「陳」。千金要方卷二十七養性序第一亦作「陳」。
② 早 據黄帝内經素問當作「冬」。千金要方卷二十七養性序第一亦作「冬」。

爲飧泄，則奉養者少。

冬之三月，此謂陰氣閉藏，水凍地坼，無損乎陽明。起早卧晚，必待日光，使志若伏若匿，有私意，已有得，去寒就暖，毋泄皮膚，使氣極，此冬之應也，養生之道。逆之則傷腎，春爲萎厥，則奉生者少。

天有四時五行，以生寒暑燥濕；人有五藏，以生喜怒悲樂，有恐懼。故喜怒傷氣，寒暑傷形。故曰喜怒不節，寒暑過度，生乃不固。重陰必陽生，重陽必陰生。故曰冬傷於寒，春必病温；春傷於風，夏必飧泄；夏傷於暑，秋必痎瘧；秋傷於濕，冬必咳嗽。此四時攝養，故得免其夭枉也。

附録二　太清經輯注

1凡欲合服神仙藥者〔一〕，以天清無風雨，欲得王相日、上下相生日合之〔二〕，神良。

王相日〔三〕者：春甲乙寅卯王，丙丁巳午相；夏丙丁巳午王，戊己辰戌丑未相；四季戊己辰戌丑未王，庚辛申酉相；秋庚辛申酉王，壬癸子亥相；冬壬癸子亥王，甲乙寅卯相。

相生日〔四〕者：春甲午、乙巳、丙寅、丁卯；夏丙辰、丁丑、丙戌、丁未；四季戊辰、己丑、戊申、己酉；秋庚子、辛亥、庚申、辛酉；冬壬子、癸亥、壬寅、癸卯。

【校注】

〔一〕見醫心方卷二針灸服藥吉凶日第七引大清經。

〔二〕以天清無風雨，欲得王相日、上下相生日合之　合藥講求吉日，如千金要方卷十二萬病丸散第七合仙人玉壺丸，要求「治藥用王相吉日良時，童子齋戒爲良。天晴明日，無雲霧，白晝藥成，密器中封之，勿泄氣，著清潔處」。服藥講求吉日，如抱朴子神仙金汋經卷上云：

「凡服仙藥，皆推四時王相之日，甲子開除平旦，向日，日始出時服之。」

〔三〕王相日　「王相」即「旺相」，爲王（旺）、相、休、囚、死之略稱，表示事物盛衰狀態。星命溯源云：「當時者旺，我生者相，生我者休，尅我者囚，我尅者死。」以春季爲例，春屬木，則木當時爲旺；木生火，故火爲相；水生木，故水爲休；金克木，故金爲囚；木克土，故土爲死。五行家擇日，季節與日期干支皆按照五行分配，遂分王相休囚死日。春季木旺，則天干之甲乙，地支之寅卯屬木，爲王日；火爲相，則天干丙丁，地支巳午爲相日……。五行大義卷二論休王云：「春則甲乙寅卯王，丙丁巳午相，壬癸亥子休，庚辛申酉囚，戊己辰戌丑未死；夏則丙丁巳午王，戊己辰戌丑未相，甲乙寅卯休，壬癸亥子囚，庚辛申酉死；六月則戊己辰戌丑未王，庚辛申酉相，丙丁巳午休，甲乙寅卯囚，壬癸亥子死；秋則庚辛申酉王，壬癸亥子相，戊己辰戌丑未休，丙丁巳午囚，甲乙寅卯死；冬則壬癸亥子王，甲乙寅卯相，庚辛申酉休，戊己辰戌丑未囚，丙丁巳午死。」其中王相爲吉日，故太清經本條僅列舉王日、相日，而未涉及休、囚、死日。

〔四〕相生日　據抱朴子内篇登涉，干支上生下之日爲寶日，干支下生上之日爲義日。從本篇所列日期看，當是每季節王相干支日相搭配，如春季用甲午、乙巳爲木火配，用丙寅、丁卯爲火木配，即兼用抱朴子所説之「寶日」與「義日」。

2凡作藥〔一〕，始以甲子開除之日爲之〔二〕，甲申、己卯次之〔三〕。服藥良日，常以建、開日，晨服爲陽，暮服爲陰，多其陽，少其陰。

【校注】

〔一〕見醫心方卷二針灸服藥吉凶日第七引大清經。

〔二〕始以甲子開除之日爲之　此或應理解爲用甲子日之值開或除者，後文甲申、己卯，亦當用開、除之日。據黄帝九鼎神丹經訣卷一，玄女曰：「作藥以五月五日大良，次用七月七日。始以甲子、丁巳，開除之日爲善，甲申、乙巳、乙卯次之。」此可證明「開除之日」是限制甲子、丁巳者。按，丹經合藥亦多强調「甲子開除之日」，如太清金液神丹經卷上云：「合神藥時，始當用甲子開除日，先齋三七日，乃爲之合藥。」九轉流珠神仙九丹經卷上云：「凡欲作藥時，始以甲子開除日大吉。」黄帝九鼎神丹經訣卷二十明合丹忌諱敗畏訣亦提到：「臨欲合藥，更齋七日，以甲子開除之日，釜邊祭之。」此擇日法亦見於抱朴子内篇登涉：「入名山，以甲子開除日，以五色繒各五寸，懸大石上，所求必得。」

〔三〕甲申、己卯次之　前引黄帝九鼎神丹經訣卷一於日期稍寬鬆，正日甲子以外增加丁巳，次選日增加乙巳。但本篇「己卯」，黄帝九鼎神丹經訣、上洞心丹經訣卷上，皆作「乙卯」，孰正孰訛，不得而知。

3 正月亥〔一〕、二月寅、三月巳、四月亥、一曰申。五月亥、六月寅、七月巳、八月申、九月亥、十月寅、十一月巳、一曰申。十二月申。

右日常不可和長生藥。

【校注】

〔一〕見醫心方卷二針灸服藥吉凶日第七引大清經。

4 六絶日〔一〕：正月辰、二月卯、三月寅、四月丑、五月子、六月亥、七月戌、八月酉、九月申、十月未、十一月午、十二月巳。

右日不可服藥治病。

【校注】

〔一〕見醫心方卷二針灸服藥吉凶日第七引大清經。

5 月建〔一〕、月殺、反支〔二〕、天季〔三〕、上朔、自刑日，此不可用〔四〕。自刑日者，如寅生人不得用寅和藥、服藥。他準此。

【校注】

〔一〕見醫心方卷二針灸服藥吉凶日第七引大清經。

〔二〕反支　反支爲日忌之凶日。後漢書王符傳「明帝時，公車以反支日不受章奏」句注：「凡反支日，用月朔爲正。戌亥朔，一日反支；申酉朔，二日反支；午未朔，三日反支；辰巳朔，四日反支；寅卯朔，五日反支；子丑朔，六日反支。見陰陽書也。」黄帝蝦蟆經諸合藥服藥禁忌日時法第八亦云：「反支日、戊午日，右二日不服藥、不治病，大忌。」

〔三〕天季　醫心方卷二針灸服藥吉凶日第七引湛餘經云：「天季日：正月子、二月卯、三月午、四月酉、五月子、六月卯、七月午、八月酉、九月子、十月卯、十一月午、十二月酉。右日不可用。」又有按語：「耆婆方云：天獄日也。太清經云：不得和藥、服藥。」

〔四〕煉丹亦有禁忌，與此類似而尤繁，如黄帝九鼎神丹經訣卷一作藥忌日有：「春戊辰、己巳，夏丁巳、戊申、壬辰、己未，秋戊戌、辛亥、庚子，冬戊寅、己未、癸卯、癸酉，及月殺、反（原誤作『及』）支、天季……皆凶，不可用以起火合神藥。」

6天有五不生日〔一〕，不可治病，有所爲作皆死，不可用：乙丑、丁卯、己巳、癸未、乙酉、庚戌、戊申、丁亥、庚寅、丙辰、戊午、庚子、甲寅、甲午。

【校注】

〔一〕醫心方卷二針灸服藥吉凶日第七引張仲景藥辨訣「天有五不生日，不可合藥、服藥」，計十二日，「扁鵲不治病，大凶」。其後按語說：「蝦蟆經同之。但大清經加甲寅、甲午，共十四日，爲五不生日，不可治病，有所爲作皆死，不可用云云。」據此增加甲寅、甲午，録爲太清經佚文。

7 四激〔一〕、破、除〔二〕、未日時，不中合藥、服藥。

【校注】

〔一〕醫心方卷二針灸服藥吉凶日第七引養生要集有此，其後按語說：「大清經同之。」據此輯出。按，醫心方同卷引蝦蟆經四激日：春戌、夏丑、秋辰、冬卯。並說：「右四時忌日，今古傳諱，不合藥、服藥也。」按語引開元天一循甲經曰：「此爲四極所破，故曰四激。激，急也。」

〔二〕除　醫心方同卷引湛餘經云：「凡除日可服藥治病，滿日不可服藥，病人難起。」與本篇說除日不中合藥服藥相異。

8太一神精丹方云〔一〕：凡服丹人得食粳米、粱米、粟米粥、葱豉粥等；及苜蓿、蔓菁、葱白、韭菜、生薑、瓜菹〔二〕、醬豉、羊、鹿、獐、雉、兔、少犢等，煮及脯並得食；其羊肉唯得作脯食，不宜作羹食也。

【校注】

〔一〕見醫心方卷十九服丹宜食第十引大清經。「太一」原作「大一」，雲笈七籤卷七十一題孫思邈撰太清丹經要訣記神仙大丹異名三十四種有太一神精丹，作法見千金要方卷十二，用丹砂、曾青、雌黃、雄黃、磁石、金牙六物，爐鼎如法，「主客忤霍亂，腹痛脹滿，尸疰惡風，癲狂鬼語，蠱毒妖魅，温瘧，但是一切惡毒，無所不治」。千金要方未涉及服用此方宜忌。

〔二〕瓜菹　齊民要術卷九作菹藏生菜法第八十八有作瓜菹法，可參看。

9凡當服丹時〔一〕，慎黄牛肉、羊血羹、白酒、倉米麥、鯉魚〔二〕，及塵臭爛敗之物〔三〕，並不得犯之，自餘任情。

【校注】

〔一〕見醫心方卷十九服丹禁食第十一引大清經。

〔二〕慎黄牛肉、羊血羹、白酒、倉米麥、鯉魚　太清石壁記卷下服丹人消息法云：「服丹之時，慎黍米、牛肉、羊肉、血羹、白酒、煮麪、鯉魚鱠等，並不得犯。」似即此句異文。

〔三〕及塵臭爛敗之物　醫心方卷十九服丹禁食第十一引招魂丹方亦言，服丹「不可食陳臭爛敗之物」。

10服丹之時〔一〕，不宜喫熱食熱羹，食必須冷，不宜過熱，熱即發動，其藥令人吐逆。諸服丹雄黃八石〔二〕，皆宜斷血食，不然者既不治，爲久久使人半身不隨〔三〕，慎之。

【校注】

〔一〕見醫心方卷十九服丹禁食第十一引大清經。

〔二〕八石　周易參同契云：「三五既和諧，八石正綱紀。」抱朴子内篇明本云：「合金丹之大藥，鍊八石之飛精。」八石説者不一，本篇與丹砂、雄黃併列，則當取諸家神品丹法卷三孫真人丹經内五金八石章之説：「五金：朱砂、水銀、雄黃、雌黃、硫黃。八石：曾青、空青、石膽、砒霜、硇砂、白鹽、白礬、牙硝。」

〔三〕諸服丹雄黃八石，皆宜斷血食，不然者既不治，爲久久使人半身不隨　枕中記服藥禁忌法云：「服丹砂及雄黃，皆忌血食，若不斷者，久久令人半身不遂。」

11凡服藥發動之時〔一〕，即覺通身微腫〔二〕，或眼中淚下，或鼻内水流〔三〕，或多呻

吹〔四〕，或咥嚏〔五〕，此等並是藥覺觸之候，宜勿恠也〔六〕。可停服三五日將息，時以生熟湯浴之爲佳，噉冷麥粥一兩頓亦好。得平復已後，依前更服。每一日服藥，宜三二日，或三五日停服，並應自斟酌其力〔七〕。

【校注】

〔一〕見醫心方卷十九服丹發熱救解法第十三引大清經。此段描述服丹後流涕、流淚、哈欠等，極似藥物依賴性(drug dependence)，本篇稱爲「藥覺觸之候」，即起效之徵兆，年代稍晚之太清石壁記卷下服丹人消息法對上述癥狀及調養方法多有補充説明，注釋詳後。

〔二〕即覺通身微腫　太清石壁記云：「凡服丹十五日已來，當覺有異之勢。或有偏身微腫，手足頑楚，四肢不遂，肉裏瘤瘤如蟲行，此人猶有冷風故也。」

〔三〕或眼中淚下，或鼻内水流　太清石壁記云：「或有頭痛目眩，脣乾面熱，眼中淚出，鼻内水流，此人猶有熱風故也。」

〔四〕呻吹　疑是「呻欠」之訛，呻吟呵欠之狀。

〔五〕咥嚏　「咥」，大笑貌；「咥嚏」意思不詳。太清石壁記亦無有關呻吹、咥嚏之描述。

〔六〕此等並是藥覺觸之候，宜勿恠也　太清石壁記云：「但有前應，並勿怪之。此藥氣流通，得神藥力，病動之狀。」

〔七〕太清石壁記云：「如不忍耐者，即便三日五日且停將息，以生熟湯沐浴爲佳，喫冷豉麥、冷粥一兩頓亦好。待氣力平復，依前更服。勿見小困，即便停之。」

12凡服丹不意過度〔一〕，熱悶垂死者，宜急散髮低頭，以冷水三二升細細淋頂上，須臾便定。若更不定者，依前更淋之，遠不過用三五升即定〔二〕。唯不得飲冷水，若大困者，亦可飲土漿〔三〕，又可飲藍汁〔四〕、雞子汁，亦可合食三二口酢飯、葵菹〔五〕。若金石淩〔六〕、凝雪膏〔七〕及朴消粉〔八〕等，宜蜜水各一雞子許，先和之，令相得，因以朴消粉大稱半兩，又攪合相得，服之立解。又可食冷葵菹、豬肉、酢飯、黄連汁、葛汁、大小豆汁、米泔、米粉水。

【校注】

〔一〕見醫心方卷十九服丹發熱救解法第十三引大清經。

〔二〕太清石壁記卷下謂服丹過八（疑是「過度」之訛），「冷水淋三升，細細，須臾即定。若不定，依前更淋六七升，即差」。另據本草綱目卷三百病主治藥，謂冷水功效云：「服丹石病發惡寒，冬月淋至百斛，取汗乃愈。」應是此法之孑遺。

〔三〕土漿　亦名地漿，名醫別録云：「主解中毒煩悶。」作法見本草經集注：「此掘地作坎，以水沃其中，攪令濁，俄頃取之，以解中諸毒。」

〔四〕藍汁　名醫别録謂藍汁「殺百藥毒」，日華子本草謂其「解金石藥毒」。

〔五〕葵菹　此是冬葵所作菹，本草經集注云：「冬葵多入藥用，至滑利，能下石。」食療本草云：「久服丹石人時喫一頓，佳也。冬月葵葅汁，服丹石人發動，舌乾，咳嗽，每食後飲一盞，便卧少時。」

〔六〕金石淩　金石淩治「服金石熱發，醫所不制」，用朴硝、芒硝、石膏、凝水石四物並黄金，共煎汁，傾瀉水盆中，結晶成淩，故名。其方見千金翼方卷十八，謂「若熱病及石發，皆以蜜水和服半雞子大」。醫心方卷十九服金石淩方第廿引服石論云：「金石淩，若有瘟疫熱黄病，取少稱一兩，水和服之，即得差。若金玉諸石等發熱，以水和稱一兩，上凝者服之。若病上發，少食服。若病下發，空腹服之。大大冷，無禁忌。」按語云：「大清經云：一雞子許，宜蜜水和服。」按語所稱大清經云云，或即本條，故附録於此。

〔七〕凝雪膏　未考是何物，治丹石發動，有紫雪、絳雪、白雪諸方，或是其中之一。

〔八〕朴消粉　太清石壁記卷下治服丹過度：「鍊朴硝一兩，和冷飲頓服，亦佳。」證類本草卷三引聖惠方：「治乳石發動煩悶及諸風，用朴消鍊成者半兩，細研如粉，每服以蜜水調下一錢匕，日三四服。」

13 五茄酒〔一〕，治五勞七傷，心痛，血氣乏弱，男子陰痿不起，囊下恒濕，小便餘瀝而陰

癢，及腰脊痛，兩腳疼痹風弱，五緩六急，虚羸。補中益精，堅筋骨，强志意，久服輕身耐老，耳目聰明，落齒更生，白髮更黑，身體輕强，顔色悦澤。治婦人産後餘疾百病，常用雄，不用雌之。五葉者雄之，三葉者雌之〔二〕。雄者味甘，雌者味苦。

夏用莖葉，冬用根皮。切一升，盛絹袋，以酒一斗漬，春秋七日，夏五日，冬十日，去滓，温服，任意勿醉。此藥禁物，但死尸並産婦勿見也。日食五茄，不用黄金百庫也〔三〕。

【校注】

〔一〕五茄酒　見醫心方卷十三治虚勞五勞七傷方第一引大清經。按，五茄通作五加，道書五加酒詳下條注釋。醫書五加酒處方甚多，千金方即有數種，多雜他藥。此則專用五加一物，與外臺秘要卷三十一引近效方五加酒方類似。此段敘述五加酒功效，與本草經集注五加皮條頗合：「主心腹疝氣，腹痛，益氣，療躄，小兒不能行，疽瘡陰蝕，男子陰痿，囊下濕，小便餘瀝，女人陰痒及腰脊痛，兩腳疼痺，風弱，五緩虚羸。補中益精，堅筋骨，强志意，久服輕身耐老。」陶弘景注釋：「煮根莖釀酒，主益人。」

〔二〕五葉者雄之，三葉者雌之　五加爲五加科五加屬（Acanthopanax）植物，一般以細柱五加 A. gracilistylus 爲正品，掌狀複葉，小葉通常五枚，因此得名，但該植物亦有三枚或四枚小葉者，故此處言「五葉者雄之，三葉者雌之」。然雷公炮炙論云：「其葉三花是雄，五葉花是雌。剥皮陰乾。陽人使陰，陰人使陽。」其説正相反。又，陶弘景在本草經集注中謂「四葉者亦好」。

〔三〕日食五茄，不用黄金百庫也　金樓子卷五志怪篇第十二云：「用紫芝煮石，石美如芋，食之可更調和五味，下橘皮葱豉，名山之下生葱韭者，是古人食石種也。故語曰：寧得一把五加，不用金玉滿車；寧得一片地榆，不用明月寶珠。五加一名金鹽，地榆一名玉豉，唯此二物，可以煮石。」證類本草卷十二五加條引東華真人煮石經、道藏本神仙服餌丹石行藥法皆有諺語云：「寧得一把五加，不用金玉滿車。」

14取五茄削之〔一〕，令長一寸，一升，㪺，取一斗美酒漬之〔二〕，十日成。温服，勿令多也。令人耳目聰明，齒落更生，髪白更黑，身體輕强，顔色悦澤。治陰痿，婦人生産餘疾，令人多子。取五茄当取雄者，不用雌者也。雄者五叶，味甘；雌者三叶，味苦〔三〕。

【校注】

〔一〕見醫心方卷二十六延年方第一引大清經。此五茄酒第二方，太上靈寶五符序卷中亦有五茄酒方，内容與本篇相關：「取五茄㪺之，令長一寸，一斗，㪺，取一斗美酒漬之，十日成。温服之，勿令多也。令人耳目聰明，齒落更生，髪白更黑，身體輕彊，顔色悦澤，治陰萎，婦人生産餘疾百病，令人多子。取五茄，當取雄者，不用雌者也。雄者五葉，味甘；雌者三葉，味苦。」神仙服餌丹石行藥法云：「蓋五茄者，天五車之星精也，金應五湖，人應五德，位應五方，物應五事。故青精入莖，則有東方之液；白氣入節，則有西方之津；赤氣入華，則有南方之光；玄精入根，則有北方之粕；黄煙入皮，則有戊己之靈。五神鎮生，相輔育成，用之者真仙，服之者反嬰焉。魯定公母單服五茄酒，以致不死。」醫心方卷二十六延年方第一引金匱録亦謂五茄乃五行之精，魯宣公母單服其酒遂致不死云云。

〔二〕一升，㔉，取一斗美酒漬之　此句若點作「一升㔉取一斗，美酒漬之」，語法正確而意思含混，故參考上條「切一升，盛絹袋，以酒一斗漬」，標點如此。正常語序當作：「㔉取一升，美酒一斗漬之。」

〔三〕此後醫心方有按語云：「一説云：夏用葉莖，冬用根皮，切一升，盛絹袋，以酒一斗漬。春秋七日，夏五日，冬十日，去滓，温服，任意勿醉。禁死尸，産婦勿見也。日食五茄，不用黄金百庫也。」

15 昔有一人〔一〕，因使在河西行，會見一小婦人打一老公，年可八九十許，使者怪而問之，婦人對曰：此是我兒之宗孫，家有良藥，吾敕遣服之，而不肯服，老病年至不能行來，故以打棒令服藥耳〔二〕。使者下車，長跪而問之曰：婦人年幾何？婦人對曰：吾年三百七十三歲。使者曰：藥有幾種，可得知不？婦人曰：此藥一種，有四名：春名天精，夏名苟杞，秋名卻老，冬名地骨〔三〕。其服法〔四〕：正月上寅之日〔五〕取其根，二月上卯之日擣末服之；三月上辰之日取其莖，四月上巳之日擣末服之；五月上午之日取其葉，六月上未之日擣末服之；七月上申之日取其花，八月上酉之日擣末服之；九月上戌之日取其子，十月上亥之日擣末服之；十一月上子之日取其根，十二月上丑之日擣末服之〔六〕。其子赤，擣末簁方寸匕，著好酒中，日三服之。十日百病消除；廿日身體强健，益氣力，老人丁壯；二百日以上，氣力壯，徐行及走馬，膚如脂膏。神而有驗，千金不傳。亦可作羹茹〔七〕食，其味小苦，然大補益人。本草云：去家千里，勿服蘿摩、苟杞。言其無婦，陰道强故也〔八〕。

凡服苟杞，無所禁斷。不用啖蒜，殺藥勢，不用食。服苟杞，豬脂、精言〔九〕亦不得食。

【校注】

〔一〕見醫心方卷二十六延年方第一引大清經，其前有小標題「服苟杞方」。證類本草卷十二枸杞條引本草經集注陶弘景云：「枸杞根實，爲服食家用，其説甚美，仙人之杖，遠有旨乎。」「枸杞」醫心方作「苟杞」，注釋文字皆用「枸杞」。

〔二〕此打兒故事亦見太平廣記卷五十九引女仙傳，其略云：「西河少女者，神仙伯山甫外甥也。山甫雍州人，入華山學道，精思服食，時還鄉里省親族。二百餘年，容狀益少。入人家即知其家先世已來善惡功過，有如目擊。又知將來吉凶，言無不效。見其外甥女年少多病，與之藥。女服藥時，年已七十，稍稍還少，色如嬰兒。漢遣使行經西河，於城東見一女子笞一老翁，頭白如雪，跪而受杖。使者怪而問之，女子答曰：此是妾兒也。昔妾舅伯山甫得神仙之道，隱居華山中，愍妾多病，以神藥授妾，漸復少壯。今此兒妾令服藥不肯，致此衰老，行不及妾，妾恚之，故因杖耳。使者問女及兒年各幾許，女子答云：妾年一百三十歲，兒年七十一矣。此女亦入華山而去。」此文亦見墉城集仙録卷六，文字皆同。女仙傳較本經爲晚，本經故事亦非原創，據本經後文「正月上寅之日取其根」云云，與本草圖經引淮南枕中記著西河女子服枸杞法正同，外臺秘要卷十七補益虚損方七首之「枸杞子煎方」，亦謂出西河女子。則故事原始出處或是漢代之淮南枕中記。另據名醫别録，枸杞一名仙人杖，一名西王母杖。文獻亦有目西河女子爲西王母者，如庾信周譙國公夫人步陸孤氏墓誌銘云：「西河女子獨見銀臺，東海婦人先逢金闕。」似皆同源，而傳聞異辭耳。

〔三〕春名天精，夏名苟杞，秋名卻老，冬名地骨　千金要方卷二十二「治十三種疔方」云：「用枸杞，其藥有四名：春名天精，夏名枸杞，秋名卻老，冬名地骨。」廣韻「杞」字下云：「苟杞，春名天精子，夏名苟杞葉，秋名却老枝，冬名地骨根。」

〔四〕其服法　醫心方將「其」、「法」兩字點去，意即删除，因單獨一「服」字無法成文，故此處仍之。

〔五〕正月上寅之日　謂第一個寅日。正月建寅，此即寅月寅日。此後各月同。

〔六〕按月採服法，證類本草卷十二枸杞條本草圖經引淮南枕中記「西河女子服枸杞法」同。前揭千金要方卷二十二「治十三種疔方」於採造別有説法：「春三月上建日採葉，夏三月上建日採枝，秋三月上建日採子，冬三月上建日採根。凡四時初逢建日，取枝葉子根等四味。」

〔七〕茹　原作「茄」，改醫心方該卷札記云「茹訛茄」據改

〔八〕本草經集注云：「其葉可作羹，味小苦。俗諺云：去家千里，勿食蘿摩、枸杞。此言其補益精氣，强盛陰道也。」意思與此句正同。本經末句醫心方原作：「言其無婦，陰强道故也。」據文意將「强道」兩字倒乙。

〔九〕精言　醫心方該卷札記云：「按，精者，謂豬陰也。言，恐是腱之假借。」

16苟杞酒〔一〕，主諸風痺勞，或大熱，或不能飲食，或腹脹，或腳重，或行步目暗，或忘忘〔二〕失意，或上氣，或頭痛眩，皆悉主之。其久服者，除病延命，令人聰明，輕身益氣，除寒去熱。百日服之，百病悉除，目可獨見，耳可獨聞。三年以上，乘浮雲，駕飛龍。千金莫傳。

苟杞一斤。去上蕉皮〔三〕，取和皮生者。

右一物，㕮咀，以酒三斗漬之，冬七日，春秋五日，夏三日服〔四〕。日三，一合，稍增二合。復爲散服，作丸服，無所禁，但飲酒不致醉耳〔五〕。

【校注】

〔一〕見醫心方卷二十六延年方第一引大清經，續接上條。枸杞酒方，醫書、道經甚多，皆未見與此相同者。本方用枸杞，又謂「去上蕉皮，取和皮生者」，則似用根，而非枸杞子者。據醫心方此條末「今按」云：「加石決明方在治虚勞方中。」檢該書卷十三，乃是以枸杞根白皮加石決明。並請詳注釋五。

〔二〕忘忘　高文鑄整理本謂：「疑當作忘忽，即慌惚。」其説可參。

〔三〕蕉皮　高文鑄整理本解釋：即麄皮。

〔四〕此句謂，若冬日製作，需浸漬七日，春秋浸五日，夏天三日，即可服用。

〔五〕此句後，醫心方有「今按」云：「加石決明方在治虚勞方中。」該書卷十三「治虚勞五勞七傷方第一」引雜酒方云：「枸杞石決明酒，治除腰脚疾疝癖，諸風痹惡血，去目白膚翳，赤膜痛，眨眨淚出，瞽盲。輕身，補腎氣，和百節，好顔色，延壽肥健長變方：石決明（乾者一大斤，洗，炙）、枸杞根白皮（小一斤）。右二物，細切，盛絹袋，以清酒四斗五升漬之，春五日，夏三日，秋七日，冬十日。去滓，始服多少不占。」

17服菊延年益壽〔一〕，與天地相守，不死方：

春三月甲寅日，日中時採更生，更生者，菊之始生苗也〔二〕。夏三月丙寅、壬子日，日中時採周盈，周盈一云周成，周成者，菊之莖也〔三〕。秋三月庚寅日，日晡時採日精，日精者，菊之花也〔四〕。常以十月戊寅日，平旦時採神精，神精者，一曰神華，一曰神英者，菊之實也〔五〕。無戊寅者，壬子亦可用也。冬十一月、十二月壬寅日，日入時採長生，長生者，菊之根也〔六〕。一方云：十一月無壬寅，壬子亦可用也。都合五物〔七〕，皆令陰乾，百日，各令〔八〕二分冶合下篵〔九〕。此上諸月或無應採之日，則用戊寅、戊子、戊辰、壬子日也。春加神精一分，更生二分；夏加周盈三分，長生〔一〇〕二分；秋加神精一分，日精二分；冬加日精三分〔一一〕。常以成日〔一二〕合之，無用破、危日合之也。一方亦〔一三〕不用執日合藥，神不行〔一四〕。當於密室中擣，丸用白松脂，如梧子，服七丸，日三，後飯。服之一年，百病皆去，耳聰目明，身輕益氣，增壽二年；服之二年，顔色澤好，氣力百倍，白髮復黑，齒落復生，增壽三年；服之三年，山行不避〔一五〕蛇龍，鬼神不逢，兵刃不當，飛鳥不敢過其旁，增壽十三年；服之四年，通知神明，增壽卅年；服之五年，身生光明，目照晝夜，有光開梁〔一六〕，交節輕身〔一七〕，雖無翼，意欲飛行；服之六年，增壽三百歲；服之七年，神道欲成，增壽千歲；服之八年，目視千里，耳聞萬里，增壽二千年；服之九年，神成，能爲金石，死後還生，增壽三千年，左有青龍，右有白虎，黄金爲車〔一八〕。

【校注】

〔一〕見醫心方卷二十六延年方第一引大清經，其前有小標題「服菊方」。其文亦見太上靈寶五符序卷中「延年益壽方」，普濟方卷二百六十三引聖惠方之「神仙服菊花延年不老方」，較本經稍簡略，皆略疏其異同。證類本草卷六菊花條引本草經集注陶弘景云：「仙經以菊爲妙用，但難多得，宜常服之爾。」同條引玉函方之「王子喬變白增年方」，亦分四時採菊服食，略與本條近似，或同出一源，録此備參：「甘菊，三月上寅日採，名曰玉英；六月上寅日採，名曰容成；九月上寅日採，名曰金精；十二月上寅日採，名曰長生。長生者，根莖是也。四味並陰乾百日，取等分，以成日合擣千杵爲末，酒調下一錢匕。以蜜丸如桐子大，酒服七丸，一日三服。百日身輕潤澤；服之一年，髮白變黑；服之二年，齒落再生；服之三年，八十歲老人變爲童兒，神效。」

〔二〕更生者，菊之始生苗也　名醫别録菊花「一名更生」。此言更生爲菊之始生苗，五符序則謂更生爲葉，普濟方云：「春三月甲寅，日出時採葉。」

〔三〕周成者，菊之莖也　名醫别録菊花「一名周盈」。五符序與本經同。普濟方説法稍簡：「夏三月丙寅日，日出時採莖。」

〔四〕日精者，菊之花也　名醫别録菊花「一名日精」。五符序與本經同。普濟方作：「秋三月庚寅，日出時採子。」

〔五〕神精、神華、神英諸名皆不見於名醫别録。五符序與本經同。普濟方作：「冬三月壬寅日，日暮時採根。」

〔六〕長生者，菊之根也　長生之名不見於名醫别録。五符序與本經同。普濟方此句文辭混亂，疑有錯簡。

〔七〕都合五物　此前五符序多「一方云」，疑是衍文。

〔八〕令　醫心方寫作「含」，高文鑄整理本據該書旁注改。五符序亦作「令」。

〔九〕五符序同，普濟方言調配頗簡化：「既採得，須揀擇令浄。取三分爲一劑，春更加長生半兩，固（周）盈半兩，化生半兩。以成日搗羅爲末，破日煉蜜和丸，如梧桐子大。」

〔一〇〕長生　五符序作「更生」。

〔一一〕冬加日精三分　此句醫心方有旁注云：「今按，可加長生二分。」五符序亦止於「冬加日精三分」，無「加長生二分」字樣。

〔一二〕成日　五符序作「直成日」，醫心方本寫作「直成日」，又將「直」字點去，故校注本及本篇輯佚皆未取此字。

〔一三〕亦　此字原無，高文鑄整理本據該書旁注補。五符序作「一方云：亦爾不用執日」，似較通順。

〔一四〕神不行　此句當有錯訛，五符序作：「一方云：亦爾不用執日，令藥神不行。」從文意看，五符序似較通順，疑醫心方將「令」誤抄爲「合」，遂以「合藥」連讀。

〔一五〕避　醫心方寫作「近」，高文鑄整理本據該書旁注改。五符序亦作「避」。

〔一六〕開梁　醫心方該卷札記云：「梁與亮通，開亮者，通明之謂也。」五符序作「關梁」。

〔一七〕目照晝夜，有光開梁，交節輕身　此數句意思不確，俟解。

〔一八〕普濟方言及服法及神效較簡略：「每早晨以水下三七丸，日暮再服。一年後，萬病除，身輕目明，益力增壽；二年内，山行諸虎狼蟲獸皆自避路，不敢相近；三年内，與鬼神相通；五年内，上知天文，同畢爲真人矣。」

18槐木者〔一〕，虛星〔二〕之精。以十月上巳取子，新瓦瓮盛，又以一瓮蓋上密封，三七日發，洗去皮。從月一日起服一枚，二日二枚，三日三枚，如此至十日，日加一，計十〔三〕日服五十五枚，一月〔四〕服一百六十五枚，一年服一千九百八十枚，六小月減六十枚〔五〕。此藥主秘補腦，早服之令頭不白，好顏色，長生無病。又云：陰乾百日。

【校注】

〔一〕見醫心方卷二十六延年方第一引大清經，其前有小標題「服槐子方」。其文亦見太上靈寶五符序卷中「又服食治病方」云：「以十月上巳日取槐子，陰乾百日，擣去皮，取子著瓦器中盛之。欲從一日始，日服一枚，十日服十枚，復從一始，滿十日更之如前法。」又見證類本草卷十二槐實條唐愼微引太清草木方，頗疑此太清草木方是此太清經之一部分。太清草木方云：「槐者，虚星之精。以十月上巳日採子服之，去百病，長生通神。」（初學記卷二十八引太清草木方末句「去百病」作「好顏色」。）本經此條内容與本草經集注槐實條陶弘景注釋完全吻合，陶弘景云：「槐子，以相連多者爲好。十月巳日採之，新盆盛，合泥，百日皮爛爲水，核如大豆。服之令腦滿髮不白而長生。」此又見陶弘景與此太清經及太清草木方有密切聯繫。

〔二〕虚星　北方之虚宿。藝文類聚卷八十八槐條云：「春秋説曰：槐木者，虚星之精。」

〔三〕十　此字原無，高文鑄整理本據該書旁注補。

〔四〕月　醫心方寫作「日」，高文鑄整理本據該書旁注改。

〔五〕此種服法亦見證類本草卷十二槐實條本草圖經引「葛洪著扁鵲明目使髮不落方」云：「十月上巳日，取槐子去皮，内新瓮中，封口三七日。初服一枚，再二枚，至十日十枚，還從一枚始。大良。」

19 陰乾百日〔一〕，擣，去皮取子，著瓦器重盛之。欲從一日始，日服一枚，十日十枚。

復從一日始，滿十日，更之如前法〔二〕。欲治諸平〔三〕病，留飲，當食不消，胸中中氣滿，轉下下利，一服一合，二合愈。多服無毒。若病人食少，勿多服，令人大便剛難。

【校注】

〔一〕見醫心方卷二十六延年方第一引大清經，續接前條，以「又云」引起，其製作部分與前條似有重複。其文亦見太上靈寶五符序卷中「又服食治病方」之後半：「欲治諸卒病，留飲，宿食不消，胸中氣滿，轉下下利，一服一合，二合愈。多服無毒。若病人食少，勿多服，令人大便剛難。」此當是諸書引文各取所需所致。

〔二〕此敘述逐日加量服法與前條同。

〔三〕平　此字難通，當以前引太上靈寶五符序作「卒」爲正。

20 去〔一〕三蟲法〔二〕。

取槐子，不須上巳，得取之〔三〕。並上皮擣，令可丸，丸如杏核。一服三丸，日二服。多服長服爾爾〔四〕。可以蜜丸之。治延年益壽，一方〔五〕：槐子熟者，置牛腹〔六〕中，陰乾百日。爲飯〔七〕，旦夕一枚。十日身輕，卅日髮白更黑，百日面有光，二百日奔馬不及其行。

【校注】

〔一〕去　醫心方脱，據太上靈寶五符序補。

〔二〕見醫心方卷二十六延年方第一引大清經，續接前條，以「又云」引起。此段脱訛甚多，以致文意不清，可據五符序卷中「又去三蟲法」及「延年益壽方」兩條校正。

〔三〕不須上巳，得取之　五符序作：「不須上巳也，得取取之。」此即針對前文需「十月上巳」採取而立言。

〔四〕爾爾　五符序作「亦善」。

〔五〕治延年益壽一方　五符序另起一條，標題「延年益壽方」。

〔六〕牛腹　五符序作「牛腸」。

〔七〕爲飯　以槐子爲飯，並無不通，然續説每服僅「一枚」，則「爲飯」之説非合理，似當依五符序作「於後飯」爲正，即飯後服用之意。

21 七月七日採藕華七分〔一〕，八月八日採藕根八分，九月九日採藕實九分，冶合。服方寸匕，日别五度〔二〕。

以八月直戊日取蓮實〔三〕，九月直戊日取雞頭實，陰乾百日，搗，分等，直戊以井華水服方寸匕，滿百日。壯者不老，老者復壯，益氣力，養神，不飢，除百病，輕身延年，不老神仙。身色如蓮花。

【校注】

〔一〕見醫心方卷二十六延年方第一引大清經，其前有小標題「服蓮實雞頭實方」。其文亦見太上靈寶五符序卷中「真人住年月别一物藕散」及「住年方」，因據五符序分爲兩段。此前段亦見雲笈七籤卷七十七「真人駐年藕華方」。又見證類本草卷二十三藕實莖條唐慎微引太清草木方云：「七月七日採蓮花七分，八月八日採根八分，九月九日採實九分，陰乾，擣篩，服方寸匕，令人不老。」

〔二〕此句後五符序卷中尚有：「授南陽劉長生。長生居清淵澤中北界，長生服藥七十餘年，不壯不老。欲知其驗，取雞雛如鵪鴿大者，與共服藥，三年故爲雛子矣，長服仙也。」雲笈七籤作：「南陽劉長生，居清淵澤中北界，長生服藥七十餘年，不壯不老，長服神仙。」

〔三〕此後段見五符序卷中之「住年方」，有云：「以八月直成日取蓮實，九月直成日取雞頭實，陰乾百日，擣，分等。直成日以井華水服方寸匕，滿百日，壯者不復老，老者復壯。若爲不然，以藥别食雞雛，百日即知驗矣。久服之神仙。」證類本草同卷雞頭實條引本草經集注陶弘景云：「仙方取此並蓮實合餌，能令小兒不長，正爾食之，亦當益人。」正與本條後半言蓮實、雞頭實合餌，「壯者不老，老者復壯」相符。

22服朮令人身輕目明〔一〕，延年益壽，顔色光澤，髮白更黑方：

取朮好白〔二〕者，刮去皮令净，末，下篩。若以酒漿服方寸匕，後食，日三。常使相繼，老而更少，氣力充盛。弘農人劉景伯〔三〕服之不廢，壽六百歲。八月取之甚好。服朮禁食桃〔四〕。

【校注】

〔一〕見醫心方卷二十六延年方第一引大清經，其前有小標題「服朮方」。證類本草卷六朮條引本草經集注陶弘景云：「仙經云，亦能除惡氣，弭災疹，丸散煎餌並有法。」真誥、太清經斷穀法、太上靈寶五符序等各有服朮處方數首，皆不與本經同。

〔二〕白　醫心方寫作「自」，高文鑄整理本據該書旁注改。

〔三〕劉景伯　此名亦不見於真誥、真靈位業圖，待考。

〔四〕服朮禁食桃　證類本草卷二十三桃核仁條引本草經集注陶弘景云：「服朮人云禁食桃也。」太清經斷穀法「服食朮條」亦云：「凡服朮禁食桃也。」

23涓子採朮法〔一〕：

但取朮，擇畢，熟蒸，以釜下湯淋得汁煎之，令如淳〔二〕漆，止。不雜他物，經年不壞。隨人之多少，令人不老不病，久服不死神仙。

【校注】

〔一〕見醫心方卷二十六延年方第一引大清經，續接前條。涓子見列仙傳卷上，謂其「好餌朮，接食其精」。本草經集注陶弘景云：「昔劉涓子挼取其精而丸之，名守中金丸，可以長生。」

〔二〕淳　醫心方寫作「涼」，高文鑄整理本據該書旁注改。

24服朮諸法〔一〕：

二月三日取根，暴乾，净洗，一斛，水三斛，煮減〔二〕半，絞去滓，微火煎得五升，納酒二升，棗膏一升，飴三升，湯上煎可丸。服如雞子一枚，日並。便利，五藏不病，可以山居，行氣致神。

【校注】

〔一〕見醫心方卷二十六延年方第一引大清經，續接前條。此條製作法與真誥卷十所載有相似處，録出備參：「成治朮一斛，清水潔洗令盛。訖，乃細擣爲屑，以清水二斛合煮令爛，以絹囊盛，絞取汁，置銅器中，湯上蒸之。内白蜜一㪷，大乾棗去核，熟細擣，令皮肉和會。取一㪷，又内朮蜜之中，絞令相得如餔狀，日食如彈丸三四枚。一時百病除，二時萬害不傷，三時面有光澤，四時耳目聰明。三年顔如女子，神仙不死。」

〔二〕減　醫心方寫作「咸」，高文鑄整理本據文意改。

25朮二斛〔一〕，净洗去皮，熟搗，以水六斛煮之二日二夜，絞去滓，納汁釜中，取三升，黍米作粥，合得二斛許，微火煎，又下膠飴十斤，此得六升。熟出，置案上暴燥，餅之如小兒餔狀，四方斷之，合大如梳。日食三餅，不飢。輒輕身益壽不老，無所禁。

【校注】

〔一〕見醫心方卷二十六延年方第一引大清經，續接前條，以「又云」引起。

26伏苓削去黑皮〔一〕，搗末，以淳酒於瓦器中漬，令淹。又瓦器覆上，密封塗，十五日發。收餅食如博碁〔二〕，日三。亦可取屑，服方寸匕，不飢渴，除百病，延年不老。

【校注】

〔一〕見醫心方卷二十六斷穀方第七引大清經，亦見太清經斷穀法「服食茯苓」條。千金要方卷二十七服食法第六「餌茯苓方」云：「茯苓十斤去皮，酒漬，密封之，十五日出之。取服如博棋，日三。亦可屑服方寸。凡餌茯苓，皆湯煮四五沸，或以水漬六七日。」千金翼方卷十三服茯苓第一云：「茯苓去皮，以淳酒漬，令淹，密封十日，出之，如餌，可食，甚美。服方寸匕，日三，令人肥白，除百病，不飢渴，延年。」雖詳略稍異，應皆與本經有關。證類本草卷十二茯苓條引本草經集注陶弘景云：「仙經服食，亦爲至要。云其通神而致靈，和魂而煉魄，明竅而益肌，厚腸而開心，調榮而理胃，上品仙藥也。善能斷穀不飢。」

〔二〕收餅食如博碁　太清經斷穀法作「當如餌，食如博碁」，皆是作餅餌之意。

27伏苓〔一〕，水煮數沸，乾之，酒漬，漬五六日出，乾，擣篵半升，屑，納熬胡麻末一升，合和，一日服盡之，漸漸不飢。

【校注】

〔一〕見醫心方卷二十六斷穀方第七引大清經，續接前條，以「又云」引起。此條不見於前引諸書。

28服黄精法〔一〕：

取黄精根，刮去鬚〔二〕毛，浄洗，細切，使得一斛，以水二斛五斗煎之。微火，從旦至夕，藥熟出。手挼悉令破，以囊漉之，得汁，還著釜中煎，令可丸。取其滓，擣作末，納著釜中，和合相得。藥成，宿不食，旦服如雞子，日三，絶穀不飢。取黄精三月七日〔三〕爲上時矣。中岳仙人方。

【校注】

〔一〕見醫心方卷二十六斷穀方第七引大清經。此方亦見太清經斷穀法、太上靈寶五符序卷中。太清經斷穀法服食黄精條云：「黄精細切一石，以水二石五升，一云六石，微火煮，旦至夕，熟出使冷，手挼碎，布囊笮取汁，煎之。滓曝燥擣末，合向釜中煎熬，可爲丸，如雞子。服一丸，日三服，絶穀，除百病，身輕健不老。少服而令有常，不須多而中絶，渴則飲水。云此方最佳，出五符中。」太上靈寶五符序卷中靈寶黄精方條云：「欲餌之法，以二月八月取根，刮去毛，熟洗細切，一斛煮以水六斗，炊火令和，旦至夕，藥熟，出使寒，手挼之使碎，酒囊醠得汁還竭，令可丸。取滓乾末納釜中，令和藥成，服如雞子者，日三。可絶穀不食，不寒不暑，行及奔馬，百病自愈。」證類本草卷六黄精條引本草經集注陶弘景云：「俗方無用此，而爲仙經所貴。根葉華實皆可餌服，酒散隨宜，具在斷穀方中。」

〔二〕鬒　醫心方寫作「鬢」，高文鑄整理本據該書旁注改。

〔三〕三月七日　醫心方該卷札記謂「日」恐爲「月」之訛。

29以春取根〔一〕，洗，切，熟蒸曝乾，末服方寸匕。

【校注】

〔一〕見醫心方卷二十六斷穀方第七引大清經，續接前條，以「又云」引起。此條亦見太上靈寶五符序，卷中靈寶黄精方條云：「以春取根，浄洗薄切，熟蒸之，曝可令燥，擣服方寸匕，當露擣之。」

30採黄精〔一〕，常以八月二月爲上時〔二〕。山中掘而生食，渴飲水〔三〕。黄精生者搗取汁三升，於湯上煎令可丸。如雞子，食一枚，日再，廿日不知飢〔四〕。老子服方。

【校注】

〔一〕見醫心方卷二十六斷穀方第七引太清經，續接前條。此段文字散見於太清經斷穀法、太上靈寶五符序卷中，分別注釋。

〔二〕本經前文言「三月七日(月)爲上時」，此言八月、二月爲上，太上靈寶五符序亦言「以二月八月取根」，太清經斷穀法則云：「以冬日及春二三月採佳。」

〔三〕太上靈寶五符序亦云：「行山中生食之，恣口渴飲水。生食又善通神明，亦可散服，未必餌也。」本經似化裁五符序此句。

〔四〕太清經斷穀法云：「取黄精檮捩，取汁三升。若不出，以水澆笮取之。生地黄汁三升，天門冬汁三升，合微火煎減半，納白蜜五斤，復煎令可丸。服如彈丸，日三服，不飢美色。亦可止笮取汁三升，湯上煎可丸，日食如雞子大一枚，日再服，三十日不飢，行如奔馬。」本經似截取「止笮取汁三升」以後文字，唯太清經斷穀法作「三十日」，本經作

「廿日」，稍異耳。

31服松脂法〔一〕：

取成練者，搗篩，蜜和納筒中，勿易令見風日，食博碁一枚，日三，不飢延年。亦可淳酒和服三兩至一斤。

【校注】

〔一〕見醫心方卷二十六斷穀方第七引大清經。證類本草卷十二松脂條引本草經集注陶弘景云：「採鍊松脂法，並在服食方中。」又云：「以桑灰汁或酒煮軟，挼内寒水中數十過，白滑則可用。其有自流出者，乃勝於鑿樹及煮用膏也。」此即後文「成練（鍊）者」之鍊法。取松脂、鍊松脂法，亦可參千金翼方卷十三服松柏脂第二。

32服松葉法〔一〕：

四時隨壬方面採，延上去地丈餘者〔二〕，細切如粟米，若薄粥服二三合，日三。亦可搗碎曝乾，更末服之。亦可搗末酒溲曝乾，更搗篩，以酒飲及水無在〔三〕。乾不及生〔四〕。並令人輕身延年，體香少眠，身生緑毛，還白絶穀，不覺飢〔五〕。

【校注】

〔一〕見醫心方卷二十六斷穀方第七引大清經。本條内容可與聖濟總録卷一百九十八服松葉方之又方相參。證類本草卷十二松脂條引本草經集注陶弘景云：「其實不可多得，唯葉止是斷穀所宜。細切如粟，以水及麪飲服之。亦有陰乾，擣爲屑，丸服者。」

〔二〕四時隨壬方面採，延上去地丈餘者　聖濟總録作：「松葉，向四時隨王方採之，可去地壹丈者。」本經「壬」當是「王」之訛。

〔三〕無在　無所謂、任意之義。醫心方卷二十六避寒熱方第九引靈奇方云：「服方寸匕，酒粥無在，連服勿廢。」本經後文第四十二條服麻子法提到「水漿無在」，亦是此義。

〔四〕千金翼方卷十三服松柏脂第二謂松葉，「亦可乾末，然不及生服」。

〔五〕聖濟總録作：「令人輕身延年，體香，絶穀不飢。」證類本草松脂條引太平聖惠方云：「服松葉，令人不老，身生緑毛，輕身益氣。久服不已，絶穀不飢渴。」

33服松實法〔一〕：

七月未開口時，噉之水沉，取沉者，去皮，末〔二〕，酒服方寸匕，日三四。亦松脂丸如梧子，十丸，日三〔三〕。偓佺服之明眼瞳〔四〕。一方云：服之一歲以上，白髮更黑，身有光。

【校注】

〔一〕見醫心方卷二十六斷穀方第七引大清經。本條内容可與聖濟總録卷一百九十八服松實「絶穀升仙不食方」之又方相參。

〔二〕聖濟總録此句作：「於七月採未開口者，淘取沉水者，控乾，椎去皮，搗末。」於意爲長。

〔三〕聖濟總録此句作：「亦可用松脂和丸，如梧桐子大，每服十丸，酒下。服經三百日，日行五百里，益精補腦，久服神仙。」

〔四〕列仙傳云：「偓佺者，槐山採藥父也，好食松實，形體生毛，長數寸，兩目更方。」讚云：「偓佺餌松，體逸眸方。」

34服松根法〔一〕：

取東行根，剥取白皮，細剉，曝燥，搗簁，飽食之，可絶穀，渴則飲水。

【校注】

〔一〕見醫心方卷二十六斷穀方第七引大清經，亦見太清經斷穀法，該書服松柏僅此一方，疑脱漏所致。太清經斷穀法云：「服食松根。取東行松根，剥取白皮，細剉，曝燥，搗簁。飽食之，可絶穀，渴則飲水。」聖濟總録卷一百九十八服松根方云：「取東行者，剥白皮，細剉暴乾，擣羅爲末。可飽食之，能絶穀，渴即飲水。」

35凡採松柏葉〔一〕，勿取冢墓上者。當以孟月採，春秋爲佳。

【校注】

〔一〕見醫心方卷二十六斷穀方第七引大清經，續接前條。證類本草卷十二柏實條引本草經集注陶弘景云：「柏處處有，當以太山爲佳，並忌取冢墓上者。雖四時俱有，秋夏爲好。」其説採收時節與本經小異。

36服柏脂法〔一〕：

亦同松脂。欲絶穀，日服二兩至六兩；不絶穀，但一兩半兩耳。

【校注】

〔一〕見醫心方卷二十六斷穀方第七引大清經。千金翼方卷十三服松柏脂第二取柏脂法云：「五月六日刻其陽二十株，株可得半升，鍊服之。欲絶穀者，增之至六兩；不絶穀者，一兩半。」

37凡服松柏脂〔一〕，禁食五肉魚菜鹽醬輩，唯得飲水並少脯耳。

【校注】

〔一〕見醫心方卷二十六斷穀方第七引大清經，續接前條。千金翼方卷十三服松柏脂第二取柏脂法云：「禁五辛魚肉菜鹽醬。」

38服柏葉法〔一〕：

但取葉，曝燥爲散，蜜丸服之，則不飢。亦可水服之，亦可酒服，亦以白酒和散曝乾。又，擣服益佳。

【校注】

〔一〕見醫心方卷二十六斷穀方第七引大清經，續接前條。

39服柏實法〔一〕：

八月合房取，曝令開坼子脱，水泛取沉者。讋其人，末，酒服二方寸匕，日三。稍增至四五合，絶穀者恣口取飽，渴則飲水。亦可以松脂及白蜜丸，服如梧子十丸、廿丸，日三。亦可加菊花，蜜丸服之。

【校注】

〔一〕見醫心方卷二十六斷穀方第七引大清經。本條内容可與聖濟總録卷一百九十八服柏實方相參。聖濟總録云：「於八月合房取，乃暴令坼，其子自脱。用清水淘取沉者，控乾，輕椎取人，搗羅爲細末，每服二錢匕，酒調下，冬月温酒下，早晨日午近晚各一服，稍增至四五錢，若絶穀者，取飽爲度。渴即飲水，令人悦澤。一方，用鍊成松脂及白蜜，丸如梧桐子大，每服十丸，或二十丸，日三服。又方，與松子等分，松脂和丸，酒下。又方，加菊花末等分，蜜丸如梧桐子大，每服十丸二十丸，日三服，酒下。」

40服巨勝法〔一〕：

或方云，伏苓、澤瀉各八兩，巨勝一斤，凡三物，搗伏苓、澤瀉二分下篩，然有合巨勝，搗三千杵，藥成，丸如梧子。

【校注】

〔一〕見醫心方卷二十六斷穀方第七引大清經。此條爲「服巨勝法」條目下第一方，但其前以「或方云」三字引起，於體例不合，故高文鑄整理本將其移在「巨勝子一斗二升……」條之後。從内容看，此條亦似下條之別傳本。證類本草卷二十四胡麻條引本草經集注陶弘景云：「八穀之中，惟此爲良。淳黑者名巨勝，巨者大也，是爲大勝。本生大宛，故名胡麻。又，莖方名巨勝，莖圓名胡麻。服食家當九蒸九暴，熬擣餌之，斷穀長生充飢。雖易得，俗中學者猶不能常服，而況餘藥耶。蒸不熟，令人髮落。其性與茯苓相宜。俗方用之甚少，時以合湯丸耳。」

41 巨勝子一斗二升〔一〕，取純黑者，伏苓廿兩，澤瀉八兩，冶三萬杵，以水服如彈丸，日三。遇食不食，無食復取，百物無禁，可作務從軍涉路〔二〕，不令痟瘦。方言皆冶擣三萬杵，熬巨勝令香，亦可蜜丸。

【校注】

〔一〕見醫心方卷二十六斷穀方第七引大清經。此見太上靈寶五符序卷中「真人輕糧辟穀不食方」，文字稍異云：「巨勝一斗二升，取純黑者，茯苓二十四兩，澤瀉八兩，治三物萬杵，以水服如彈丸，日三。遇食可食，無食復取百物食之，無所禁。」亦見太清經斷穀法：「取成蒸者一斗二升，茯苓二十四兩，澤瀉八兩，擣三萬杵。每服如彈丸，日三。亦可蜜丸。可預作，從軍入山涉水，不令疲瘦。遇食便食，無所禁忌。」

〔二〕可作務從軍涉路　此句或當據太清經斷穀法，「務」爲「預」之訛，原文可訂正爲：「可預作，從軍涉路，不令痟瘦。」

42服麻子法〔一〕：

麻子二升，大豆一升，各熬之。合則熟香美，去皮，磑令下簁，擣麻子，令下簁，合和使相得。服一升，日三。水漿無在，務令寒。能久之，冬不寒，夏不暑，顔色光澤，氣力百倍，走及騆馬，時人命盡，己獨長在。服之令恒耳。

【校注】

〔一〕見醫心方卷二十六斷穀方第七引大清經。普濟方卷二百六十四引聖惠方之神仙服苣勝絶穀不食方云：「令人顔色悦澤，氣力百倍，時人命盡，我獨身存。秋冬不寒，春夏不熱，百病立愈，可得神仙。」其方用巨勝二斗、黑豆五升炒去黑皮，並云：「擣，細羅爲散，每服五錢，以漿水調下，日三服，無所忌。亦可鍊蜜和丸如彈子大，每服一丸，以漿水化破服之，日三服，漸自不飢，顔色美好。若渴，但飲水，勿食他物。若食他物，即便飢矣。」從内容看，與本經似有淵源。

43真人斷穀服麻子豆法〔一〕：

取麻子一升，大豆一，皆熬令熟。大豆去皮作末，和合竟，食後服方寸匕，日三。和用酒水，服久令不〔二〕氣力强，日行三百里，大神良。

【校注】

〔一〕見醫心方卷二十六斷穀方第七引大清經，續接前條，由「或方云」引起。

〔二〕「不」字疑衍。

44麻子二升〔一〕，大豆二升，各熬令香，擣篩，服一升，日三。令不飢，耐寒暑，益氣力。一方用大豆一升，麻子五升，合蜜丸服如雞子一枚。

【校注】

〔一〕見醫心方卷二十六斷穀方第七引大清經，續接前條，由「又法」引起。普濟方卷二百六十四有「令人不飢耐老益氣」之方，方云：「以麻子二升，大豆一升，熬令香，擣末，蜜丸，日二服。」謂出「本草方」，與本經服麻子大豆方類似。

45黄帝四扇散〔一〕。仙人茅君語李偉〔二〕曰，卿宜服黄帝四扇散方〔三〕：松脂、澤瀉、山朮、乾薑、雲母、乾地黄、石上昌蒲，凡七物，精治，令分等，合擣四萬杵，盛以密器，勿令女人、六畜輩諸污淹者見。旦以酒服三方寸匕，亦可以水服之。亦可以蜜

丸散，旦服如大豆者廿丸，可至卅丸。此黄帝所授風后〔四〕四扇神方，卻老還少之道也。我昔受之於高丘先生〔五〕，今以相傳耳。

【校注】

〔一〕見醫心方卷二十六延年方第一引大清經。四扇散爲上清派所傳，三洞珠囊卷三引登真隱訣提到「高丘先生四扇神仙散方」，太平御覽卷六百七十一引登真隱訣云：「茅司命大君語二弟云：宜服四扇散，昔黄帝授風后卻老還少之道也。我昔受之於高丘先生，今以相付耳。」

〔二〕李偉　上清派神仙無名李偉者，疑是「季偉」之訛，茅季偉即中茅君茅固，茅司命之二弟。

〔三〕四扇散方　雲笈七籤中有四扇散兩方，一見卷七十四，爲「太上肘後玉經方八篇」之一，配坤卦，稱「風后四扇散方」，凡十物，較本經多五靈脂、仙靈皮、桂心。方末敘傳授次第云：「風后傳黄帝，黄帝傳高丘子，高丘子傳大茅君，大茅君傳弟固。凡欲傳授，誓不妄泄。若輕授非道之人，考延七祖。」此方亦見道藏單行本之太上肘後玉經方。另一方見卷七十七，題爲「黄帝四扇散方」，凡八物，較本經多桂心。方末製劑方法、傳授次第皆與本經接近：「右八味，精治，令等分。合擣四萬杵，盛以密器，勿令女人六畜諸污殗等見。旦以酒服三方寸匕，亦可以水服。亦可蜜丸如大豆許，二十丸至三十丸。此黄帝受風后四扇神方，卻老還少之道。我昔受於高丘先生，今以相傳耳。」此方亦見道藏單行本之太極真人九轉還丹經要訣。考「風后四扇散方」有「仙靈脾（皮）」，爲淫羊藿之别名，新修本草乃注淫羊藿「俗名仙靈脾」，則此方或晚出，由「黄帝四扇散方」增五靈脂、淫羊藿二物而成。至於本經之七物四扇散，究竟是四扇散之原初處方，或「黄帝四扇散方」脱漏桂心，不得而知矣。

〔四〕風后　據前條注釋引道經，多數説四扇散爲風后傳授與黄帝，獨登真隱訣謂黄帝授風后；然據洞玄靈寶真靈位業圖，注釋謂風后爲「黄帝師，出四扇者」，無上秘要卷八十四得太極道人名品亦説：「風后，黄帝之師。」則似當以風后傳授與黄帝爲正。

〔五〕高丘先生　洞玄靈寶真靈位業圖有中嶽真人高丘子，真誥卷五云：「昔高丘子殷人也，亦好道，入六景山，積五百二十餘歲。但讀黄素道經，服餌朮，後合鴻丹，以得陸仙，遊行五嶽二百餘年。後得金液，以升太清也。今爲中嶽真人。」

46西王母四童散〔一〕。茅君語思和〔二〕曰：卿宜服王母四童散，其方用胡麻、熬。天門冬、伏苓、山朮、乾黄精、桃核中人。去赤皮。凡六物，精冶，分等，合擣三萬杵，旦以酒服三方寸匕，日再。亦可水服。亦可用蜜丸，旦服卅丸，日一。此返嬰童之秘道也〔三〕。思和體中損少於李偉〔四〕，故宜服此方。合藥時，皆當清齋，忌熏香，不雜他室。

【校注】

〔一〕見醫心方卷二十六延年方第一引大清經，續接前條，用「又云」引起。四童散亦上清派所傳，三洞珠囊卷三引登真隱訣提到「龜臺王母四童靈方」，太平御覽卷六百七十一引登真隱訣云：「（茅司命大君）又語小弟保命君曰：卿宜服王母四童散，此反嬰之秘道也。體中少損，宜服此方以補腦耳。」與前條四扇散情況類似，四童散亦有兩方。一見雲笈七籤卷七十四，爲「太上肘後玉經方八篇」之一，配巽卦，稱「龜臺王母四童散方」，凡八物，較本經多丹砂、朱砂。方末云：「昔王母傳大茅君，大茅君傳弟衷。立盟契約，誓不慢泄，泄則太上科之，慎歟慎歟。」亦見道藏單行本之太上肘後玉經方。另一方見卷七十七，題爲「王母四童散方」，處方與本經同，方末製劑方法稍異：「右六味精治，先熬胡麻，後入諸藥，擣三萬杵，細羅爲散。每日平旦以酒服三錢，暮再服，宜漸加之，亦可水服。如丸，即鍊蜜和之，更擣萬杵，丸如梧桐子大，自二十丸加至四十丸。」此方亦見道藏單行本之太極真人九轉還丹經要訣。仍與四扇散情況相同，所謂「龜臺王母四童散方」多出之丹砂、朱砂，實爲一物，反復重出，乃是後人添附，故弄玄虚。

〔二〕思和　即小茅君茅衷，茅司命之三弟。

〔三〕雲笈七籤卷七十四謂龜臺王母四童散方，「服八年，顔如嬰童之狀，肌膚如凝脂」，此即所謂「返嬰童之秘道」。

〔四〕李偉　仍是「季偉」之訛。

47淮南子茯苓散〔一〕，令人身輕，益氣力，髮白更黑，齒落更生，目冥復明，延年益壽，老而更少方：

伏苓、四兩。朮、四兩。稻米。八斤。凡三物，搗末下篵，服方寸匕，廿日，日四。復廿日知，卅日身輕，六十日百病愈，八十日髮落更生有驗，百日夜見明，長服延年矣。

【校注】

〔一〕見醫心方卷二十六延年方第一引大清經，續接前條，用「又云」引起。此淮南子伏苓散未見他書，大約與本草經集注乾地黄條陶弘景提到之淮南七精散同類，屬神仙補益方。

48神仙長生不死不老方〔一〕：

白瓜子、二分。桂、二分。伏苓、四分。天門冬、四分。昌蒲、秦椒、各二分。澤瀉、冬葵。各三分。凡八物，冶下篵，服方寸匕，後食服之。百日欲見鬼神；二百日司命折去死籍；三百日與鬼神通；六百日能大能小，能輕能重，志意所爲，倡樂自作，玉女來侍也。范蠡〔二〕服此藥年五十爲年少，居周秦爲白玉〔三〕，居燕趙爲陶朱〔四〕，居吴楚爲范蠡，居漢爲東方朔，居江南爲魚父〔五〕、夏徵舒〔六〕，一爲皇后，三爲夫人，服藥如此變化，五六百年良驗。

【校注】

〔一〕見醫心方卷二十六延年方第一引大清經，續接前條，用「又云」引起。此方未見他書，且俟詳考。

〔二〕范蠡　春秋時楚國人，助越滅吴，傳説其功成身退，化名遊歷江湖間。列仙傳云：「爲越大夫，佐勾踐破吴。後輕舟入海，變名姓。適齊，爲鴟夷子；更後百年，見於陶，爲陶朱君，財累億萬，號陶朱公。」本經言范蠡又變化爲白玉（圭）、東方朔、漁父、夏徵舒等，則未見他書。

〔三〕白玉　不詳其人，疑是白圭之訛，戰國人，以商貿見稱。

〔四〕陶朱　一説即范蠡之化名。

〔五〕魚父　即漁父，是否特指莊子中與孔子對答之漁父，或楚辭中與屈原對答之漁父，不得而知。

〔六〕夏徵舒　春秋時陳國人，夏姬之子。太上靈寶五符序卷中有「餌杏子法」，謂即「夏徵舒母所服，壽七百年，乃仙去」，其方亦見太上肘後玉經方之「夏姬杏金丹」。

49 神仙延年不老作年少方〔一〕：

伏苓、二分。白菊花、三分。昌蒲、二分。遠志、二分。人參。二分。凡五物，冶下簁，以松脂丸，服如雞子一丸，令人年少，耳目聰明，好顔色，如十五時，至四百歲。故以十五時小兒，不可望復〔二〕，令人不長。若欲試者，取藥和飯與雞，小兒〔三〕食之，即不復長。良驗秘方。

【校注】

〔一〕見醫心方卷二十六延年方第一引大清經，續接前條，用「又云」引起。此方未見他書，且俟詳考。

〔二〕望復　高文鑄整理本疑爲「妄服」之訛，其説有理。

〔三〕兒　高文鑄整理本疑爲「雞」之訛，其説可參。

50 三尸〔一〕，其形頗似人，長三寸許。上尸名彭倨，黑色，居頭，令人好車馬、衣服；中尸名彭質，青色，居背，令人好食五味；下尸曰彭矯，白色，居腹，令人好色淫逸〔二〕。是以真人先去三尸，恬淡無欲，精神清明，然後藥乃有效〔三〕。故庚申日夜半之後，向正南再拜，咒曰：「彭侯子、彭常子〔四〕，命兒子悉入窈冥之中，去離我身。」三度言。每至庚申日勿寢，而呼其名，三尸即永絶去。當用六甲窮日者，庚申日也〔五〕。六甲六十日至庚申日，旦適勿寢，皆再拜而呼其字，至雞鳴，乃去一尸一蟲，後庚申日亦用前法，三過，止，三蟲伏尸即永絶去矣。試之皆驗。心恒呼此三尸字，即去離我身。三日取桃葉，熱燒石令熱，以葉著上坐，去三尸〔六〕。

【校注】

〔一〕見醫心方卷二十六去三尸方第八引大清經。養性延命録共分六篇，其内容皆能與醫心方引太清經對應，獨缺去三尸法術，不解何故。按，上清派重視辟穀，殺穀蟲，但仍然承認三尸爲惡，如真誥卷五云：「得道者皆隱穀蟲之法，而見三尸之術。夫穀蟲死則三尸枯，三尸枯自然落矣。」

〔二〕雲笈七籤卷八十一引太上三尸中經云：「上尸名彭倨，在人頭中，伐人上分，令人眼暗、髮落、口臭、面皺齒落。中尸名彭質，在人腹中，伐人五藏，少气多忘，令人好作惡事，噉食物命，或作夢寐倒亂。下尸名彭矯，在人足中，令人下關騷擾，五情勇動，淫邪不能自禁。」其説與本經略同。

〔三〕醫心方同卷引河圖紀命符云：「故求仙之人，先去三尸，恬淡無欲，神静性明，積衆善，乃服藥有益，乃成仙。」

〔四〕去三尸咒語多直呼斥三彭之名，令其離身，此則言彭侯子、彭常子，後文「命兒子」云云，似爲三彭之父，因未見他書，且存疑。

〔五〕六甲窮日爲癸亥，不解本經何以言「庚申日也」。

〔六〕證類本草卷二十三桃核仁條引名醫别録謂桃葉「主出尸蟲」，本草經集注陶弘景云：「三月三日採花，亦供丹方所須。」參考下條。此云「三日取桃葉」，或當作「三月三日取桃葉」。

51真人去伏尸三蟲方〔一〕：用三月三日取桃葉，擣取汁七升，以苦酒合，煎得五合，先食頓服之，令人百病愈。

【校注】

〔一〕見醫心方卷二十六去三尸方第八引大清經，續接前條，用「又云」引起。雲笈七籤卷八十二「厭尸蟲法」之又方云：「三月三日取桃葉，一云桃根，擣取汁七升，以大醋一升同煎，令得五六分，先食頓服之。隔宿無食，即尸蟲俱下。」

52道跡神人曰〔一〕：欲求長生，先去三尸，欲去之法：

狗脊、七枚〔二〕。**乾漆、**二兩〔三〕。**蕪荑。**三升。**凡三物，末，簁，以水服一合，日再。七日上尸去，九日中尸去，十二日下尸去。其尸形似人**〔四〕**，以綿裹之，埋于東流水上，哭之，咒**

曰：子應屬地，我當昇天〔五〕。乃易道而歸，勿復後顧，三日之中，當苦恍惚，後乃佳。

【校注】

〔一〕見醫心方卷二十六去三尸方第八引大清經，續接前條，用「又云」引起。「道跡」疑指道跡經。聖濟總録卷一百九十九「真人去三尸方」、雲笈七籤卷八十二之「除去三尸九蟲法」及「劉根真人下三尸法」皆與本經類似而稍異。

〔二〕狗脊七枚　「除去三尸九蟲法」作「附子七枚，炮」；「劉根真人下三尸法」作「蜀狗脊七枚」；「真人去三尸方」作「狗脊去毛七兩」。

〔三〕乾漆二兩　「真人去三尸方」同；「除去三尸九蟲法」作「乾漆二兩，炒令煙」；「劉根真人下三尸法」作「乾棗二兩」。

〔四〕其尸形似人　「除去三尸九蟲法」作「後當痢於盆中，即見三尸蟲狀」；「劉根真人下三尸法」作「其形似人」；「真人去三尸方」作「或下形如小兒」。

〔五〕咒語各本小異，「除去三尸九蟲法」作「汝死屬地，我得昇天」；「劉根真人下三尸法」作「子死屬地，我當昇天」；「真人去三尸方」作「汝是地鬼，我是天仙。急急如律令」。

53仙人告周君曰〔一〕：三蟲未壞，三尸未死，故導引服氣，不得其理者是也。三蟲，一名青古，一名白古，一名血尸〔二〕，謂之三蟲。令人心煩蕭〔三〕，意志不開，所思不固，失食則飢，悲愁感動，精志不定，仍以服食不能即〔四〕斷也。雖復斷穀，人體重〔五〕，奄奄淡悶，所夢非真，倒錯不除，蟲在其内揺動五藏故也。故服制蟲細丸，以殺穀蟲也。

【校注】

〔一〕見醫心方卷二十六去三尸方第八引大清經，續接前條。此見雲笈七籤卷一百六之紫陽真人周君内傳。

〔二〕周君内傳説三蟲之名，分别爲青古、白姑、血尸。

〔三〕蕭　周君内傳作「滿」。

〔四〕即　周君内傳作「節」，於意爲長。

〔五〕重　周君内傳作「重滯」。

54去三尸酒方〔一〕：

小麥麴十斤，東流水三斗，漬之。春夏二三日，秋冬四五日，視麴起，乃挍碎，沛〔二〕去滓。炊稻米五升，依常法内之，擣細簁伏苓、天門冬各十斤，合和，熟攪令調。乃以商陸根削皮，薄切五斤，絹囊盛，置釀下，封塗，廿日出囊，沛汁内酒中，去滓。又熬大豆黄卷，擣末一升，内釀中，封塗，五日出。服如棗核一枚，日三。至廿日後服如雞子黄，日三。上尸百日出，中尸六十日出，下尸卅日出。其形頗似人，長三寸許，上尸黑，中尸青，下尸白。即衣五采，藏笥中，明日夜葬之於東流水旁，如冢墓狀。悲哭，以己名字呼祝之曰：人生於天，精神受於陽，形骨受於陰，今以精神歸於天，形骨歸於地，與子長決於無間之野，吾將去子，翱翔於九天之上。畢，即灑身易道而歸，勿反顧。常作三日惆悵，如失魂魄，過此乃佳。

【校注】

〔一〕見醫心方卷二十六去三尸方第八引大清經，續接前條，用「又云」引起。此方組成略近太上靈寶五符序卷中之「仙人下三蟲伏尸方」，但無葬三尸及祝咒。

〔二〕沛　過濾之意。

55新沐訖〔一〕，不得露頭傍河游觀，亦爲大風〔二〕。

【校注】

〔一〕見醫心方卷二十七養形第三引大清經。

〔二〕養性延命録卷上雜誡忌禳害祈善篇第三云：「新沐浴了，不得露頭當風，不幸得大風、刺風疾。」

56夫氣之爲理〔一〕，有内有外，有陰有陽。陽氣爲生，陰氣爲死。從夜半至日中，外爲生氣；從日中至夜半，内爲死氣。

凡服氣者，常應服生氣，死氣傷人。外氣生時，隨欲服便服，不必待當時也。取外氣法：鼻引生氣入，口吐死氣出，慎不可逆。逆則傷人。口入鼻出，謂之逆也。從日中至夜半，生氣在内。服法：閉口目，如常喘息，令息出至鼻端，即鼓兩頰，引出息，還入口，滿口而咽，以足爲度，不須吐也。

【校注】

〔一〕見醫心方卷二十七用氣第四引大清經。本條服氣法，參養性延命録卷下服氣療病篇第四引服氣經條注釋。

57甘始服六戊法〔一〕：常以朝暮，先甲子旬起，向辰地，舌料上下齒，取津液，周旋三至而一咽，五咽止。次向寅，亦如之。周于六戊，凡卅咽止。

【校注】

〔一〕見醫心方卷二十七用氣第四引大清經，續接前條，用「又云」引起。抱朴子内篇雜應論斷穀之法云：「又，中嶽道士郄元節食六戊之精，亦大有效。假令甲子之旬，有戊辰之精，則竟其旬十日，常向辰地而吞氣，到後甲復向其旬之戊也。甘始法，召六甲六丁玉女，各有名字，因以祝水而飲之，亦可令牛馬皆不飢也。」本經「甘始服六戊法」與次條「郄儉服六戊法」疑皆源出於此，而有改易。甘始見神仙傳卷十，謂其「善行氣，不飲食」。又，司馬承禎服氣精義論有服六戊氣法，雲笈七籤卷五十七云：「旦先從甲子旬起，向辰地，舌料上下齒，取津液，周旋三至而一咽，止。次向寅，次向子，次向申，次向午。又法，起甲子日，匝一旬，恒向戊辰咽氣，甲戌日則向戊寅，餘旬依爲之。此六戊法，亦是一家之義。以戊氣入於脾，爲倉廩之本，故也。此真不飢，若通益諸體，則不逮餘法矣。」則是據本經而來。

58郄儉服六戊法〔一〕：起甲子日，竟旬恒向戊辰咽氣，甲戌旬則恒向戊寅咽，六旬效此。

【校注】

〔一〕見醫心方卷二十七用氣第四引大清經，續接前條，用「又云」引起。郄儉、甘始皆曹操所招引方士，博物志卷五謂郄儉字孟節，與前條注釋引抱朴子内篇稱「中嶽道士郄元節」當同是一人，傳寫訛誤耳。本條内容亦參前條注釋。雲笈七籤卷六十一別載有「中嶽郄儉食氣法」，與本經不類。

59服五星精法〔一〕：春夏秋冬及四季月，各向建各存其星，氣大如指，隨其色來入口，又各存藏中，色氣亦如此。上出口，便含咽吞之。復更吸吞，數畢止。日三。初三九，次三七，後三五也。春起平旦，次日中、日入；夏日出、日入〔二〕；秋日入、人定、雞鳴；冬夜半、日出、日中，一云日入。四季各依王時起，至間中三七，至衝並舒手足，張口引之，時三五〔三〕。

【校注】

〔一〕見醫心方卷二十七用氣第四引大清經，續接前條，用「又云」引起。三洞珠囊卷三引登真隱訣提到「服五星氣」，真誥卷十三謂傅禮和「常服五星氣以得道」。以下數條服氣法皆未見他書有相同者。

〔二〕前既言「日三」，則此處「日出、日入」外，當有脱文。

〔三〕此句敘述四季月服五星之操作，意思略含混，暫標點如正文，以俟知者。

60取氣法〔一〕，從鼻中引入，口中〔二〕吐出，慎不可逆，逆則傷人〔三〕。口入鼻出之，逆也。服法：正身仰卧，下枕，令與身平，握固，以四指把大指握固也。要令床敷厚穤，平正直身，兩腳相去五寸，舒兩臂，令去身各五寸。安身體，定氣息，放身如委衣床上，謂之大委氣法也。然後徐徐鼻中引氣，鼓兩頰令起，徐徐微引氣入頰中，亦勿令頓滿也。滿則還出，出則咽難，恒令内虚，虚則復得更引。若氣先調者，微七引入口一咽，氣先未調者，五引可咽，三引亦可咽。咽時小動舌，令氣轉，然後咽。咽時勿使鼻中氣泄也，氣泄則損人。

【校注】

〔一〕見醫心方卷二十七用氣第四引大清經，續接前條，用「又云」引起。

〔二〕口中　原作「中口」，高文鑄整理本據文義倒乙，從之。

〔三〕養性延命録卷下服氣療病篇第四云：「凡行氣，以鼻納氣，以口吐氣，微而引之，名曰長息。」

61 取氣時僵卧〔一〕，直兩手腳，握固，兩腳相去，兩手各去身五寸，閉目閉口，鼻中引氣，從夜半初服九九八十一咽，雞鳴八八六十四咽，平旦七七四十九咽，日出六六卅六咽，食時五五廿五咽，禺中四四十六咽〔二〕。

【校注】

〔一〕見醫心方卷二十七用氣第四引大清經，續接前條，用「又云」引起。

〔二〕夜半、雞鳴、平旦、日出、食時、禺中，分別對應子、丑、寅、卯、辰、巳時。

62初服氣〔一〕，氣麤未調，量能否，應一引一咽一吐，或二咽一吐，或三咽一吐。若氣小調，三引一咽一吐，或二咽一吐，或三咽一吐。氣漸漸調，五引一咽一吐，或二咽一吐，或三咽一吐。居平好也，又七引一咽一吐，或二咽一吐，至三咽一吐，此氣極調善也。

【校注】

〔一〕見醫心方卷二十七用氣第四引大清經，續接前條，用「又云」引起。

63凡服氣及符水斷穀〔一〕，皆須山居靜處，安心定意，不可令人卒有犯觸而致驚忤者，皆多失心。初爲之十日、廿日，疲極消瘦，頭眩足弱，過此乃漸漸勝耳〔二〕。若兼之以藥物，則不乃虛惙也〔三〕。例不欲多言笑舉動，亡精費氣，最爲大忌。

【校注】

〔一〕見醫心方卷二十七用氣第四引大清經，續接前條，用「又云」引起。

〔二〕雲笈七籤卷五十七司馬承禎服氣精義論有云：「凡服氣斷穀者，一旬之時，精氣弱微，顏色萎黄；二旬之時，動作瞑眩，枝節悵恨，大便苦難，小便赤黄，或時下痢，前剛後溏；三旬之時，身體消瘦，重難以行。已前羸弱之候，是專氣初服所致，若以諸藥，不至於此也。」又説，四旬以後，則「顏色漸悦，心獨安康」，「五藏調和，精氣内養」，再久之，「役使鬼神，玉女侍旁，腦實脇胼，不可復傷」，成爲真人。

〔三〕服氣精義論亦云：「此法專行，應至虚惙，兼以符水、藥味，則不致羸頓矣。」

64黄帝曰〔一〕：入相女人，云：何謂其事？素女曰：入相女人，天性婉順，氣聲濡行，絲髮黑，弱肌細骨，不長不短，不大不少，鑿孔欲高，陰上無毛，多精液者，年五五以上，卅以還，未在産者。交接之時，精液流漾，身體動摇，不能自定，汗流四逋，隨人舉止，男子者雖不行法，得此人由不爲損。

【校注】

〔一〕見醫心方卷二十八好女第廿二引大清經。此或轉引自房中書素女經，故葉德輝將其輯爲素女經佚文。

65細骨弱肌〔一〕，肉淖䁰澤，清白薄膚，指節細没，耳目準高鮮白，不短不遼，厚髀，鑒孔欲高而周密，體滿，其上無毛，身滑如綿，陰淖如膏。以此行道，終夜不勞，便利丈夫，生子貴豪。

【校注】

〔一〕見醫心方卷二十八好女第廿二引大清經，續接前條，用「又云」引起。

66凡相貴人尊女之法〔一〕，欲得滑肉〔二〕弱骨，專心和性，髮澤如漆，面目悦美，陰上無毛，言語聲細，孔穴向前。與之交會，終日不勞。務求此女，可以養性延年矣。

【校注】

〔一〕見醫心方卷二十八好女第廿二引大清經，續接前條，用「又云」引起。

〔二〕肉　原作「内」，高文鑄整理本據文義改，從之。

67相女之法〔一〕，當詳察其陰及腋下毛，當令順而濡澤〔二〕，而反上逆，臂脛有毛，粗不滑澤者，此皆傷男，雖一合而當百也。

【校注】

〔一〕見醫心方卷二十八惡女第廿三引大清經。

68女子陰男形〔一〕，隨月死生，陰雄之類，害男尤劇。赤髮𪒠面，癯瘦痼病無氣，如此之人，無益于男也。

【校注】

〔一〕見醫心方卷二十八惡女第廿三引大清經，續接前條，用「又云」引起。以上數條爲相女之法，千金要方卷二十七房中補益第八亦有類似説法：「凡婦人不必須有顔色妍麗，但得少年未經生乳，多肌肉，益也。若足財力，選取細髮，目睛黑白分明，體柔骨軟，肌膚細滑，言語聲音和調，四肢骨節皆欲足肉，而骨不大，其體及腋皆不欲有毛，有毛當軟細。不可極於相者。但蓬頭蠅面，槌項結喉，高鼻麥齒，目睛渾濁，口頷有毛，骨節高大，髮黄少肉，隱毛多而且强，又生逆毛，與之交會，皆賊命損壽也。」

69黄帝問素女〔一〕，對曰：女人年廿八九，若廿三四，陰氣盛，欲得男子，不能自禁，食飲無味，百脈動體，候精脈實，汁出污衣裳。女人陰中有蟲如馬尾，長三分，赤頭者悶，黑頭者沫。治之方：用面作玉莖，長短大小隨意，以醬清及二辨綿裹之，納陰中，蟲即著來出，出復納，如得大夫。其蟲多者卅，少者廿。

【校注】

〔一〕見醫心方卷二十一治女人欲男方第廿九引大清經。